Freiheit durch Aurachiru

Dr. med. Mathias Künlen
Christine Waldhauser-Künlen

FREIHEIT DURCH AURA CHIRURGIE

Medizin im
21. Jahrhundert

Allinti

Bis wir uns das Unbewusste bewusst machen,
wird es unser Leben lenken,
und wir werden es Schicksal nennen.

Carl Gustav Jung

Dieses Buch widmen wir unserer neugeborenen
Enkeltocher Solveig und allen Kindern dieser Welt,
auf dass sie und alle nachfolgenden Generationen
selbstbestimmt und in Freiheit, Frieden
und Freude leben.

INHALT

LIEBE LESERIN, LIEBER LESER,

wie schön, dass Sie uns auf eine der spannendsten Reisen überhaupt begleiten: einer Reise, die Sie quer durch Ihren Körper direkt in die tiefsten Tiefen Ihrer Seele führt. Über die folgenden Buchseiten lernen Sie also nicht nur etwas über Ihren Organismus, sondern auch über Ihren Geist und Ihre Gefühle. Am Ende werden Sie verstehen, warum Sie immer wieder in die gleichen Situationen rutschen, ähnliche Erfahrungen machen, ganz bestimmte Menschen anziehen. Kurzum: Sie werden wissen, warum Sie so sind, wie Sie sind, und was Sie zu dem machte, der Sie sind. Und einfach nicht aus Ihrer Haut herauskönnen. Oder vielleicht doch?

Ja, doch! Aus diesem Grund haben wir dieses Buch über Aurachirurgie geschrieben.

Ich, Mathias, bringe als Neurologe und Aurachirurg mein Fachwissen ein und lade Sie ein, durch das Schlüsselloch meiner Praxis zu schauen. Deshalb sind diese Passagen und Kapitel in der Ich-Form verfasst. Und weil sich dieses Buch nicht nur an Menschen aus Heilberufen richtet, habe ich, Christine, als Journalistin das medizinische Fachwissen auch für Laien allgemein verständlich formuliert.

Lassen Sie sich überraschen, was in der Aurachirurgie steckt und was sie kann. Damit Sie zu dem Menschen werden, der Sie sein können – und wollen.

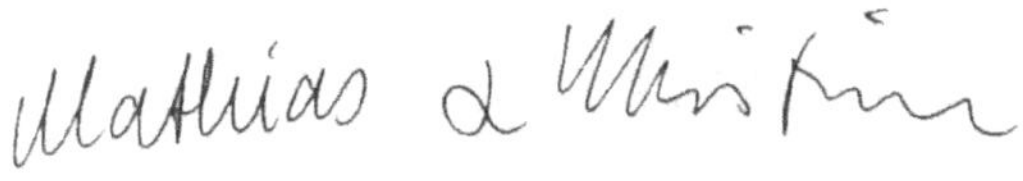

WIE UNS DIE AURACHIRURGIE ANFLOG

»Beruf Aurachirurg«: Da wird man erst einmal mit großen Augen angesehen. Von Abschätzigkeit über Ratlosigkeit bis zu unverhohlener Neugierde und stiller Hoffnung reichen die Blicke. Denn eines ist sicher: Kalt lässt die Aurachirurgie niemand, sie löst Gefühle aus – welche auch immer …

So lichtet sich der Kreis der Fragesteller rasch: Die einen wenden sich amüsiert ab, weil sie meinen, der spinnt aber gewaltig. Aura und Chirurgie? Wie passt denn das zusammen? Solchen Hokuspokus hätte »der Künlen« als Neurologe doch wirklich nicht nötig! Andere rücken sofort näher und können gar nicht genug darüber erfahren. Hat doch irgendwas mit Esoterik, Geistheilung oder so zu tun, nicht wahr?

Ja, wie passt das eigentlich zusammen? Meine Antwort darauf: perfekt! Das »bewies« eine verschobene Bandscheibe, die meine Frau Christine viele Jahre lang quälte. Jede Bewegung schmerzte und schnitt ihr messerscharf in die Lendenwirbelsäule. Die MRT-Untersuchung hatte eine Protrusion (Vorwölbung) der Bandscheibe zwischen dem vierten und dem fünften Lendenwirbel gezeigt. Keine einzige Therapie griff, nichts half – sie litt gewaltig. Eher belustigt und spöttisch erzählte ihr eine gute Freundin zufällig von der Aurachirurgie, »wo irgendwie in der Luft herumoperiert wird«. Doch in Christines Ohren klang das nach einer vielversprechenden Lösung und einen Versuch wert. So ließ sie sich aurachirurgisch behandeln. Und ist seither völlig schmerzfrei!

Kein Zufall, dass mich der Therapieerfolg neugierig machte. Als Arzt war ich doch immer auf der Suche nach Behandlungsmethoden – Behandlungsmethoden, die nicht »nur« einfach an den Symptomen herumdoktern, sondern für nachhaltige Heilung sorgen. Der Pragmatiker in mir weiß: Wer heilt, hat schließlich recht!

Seit gut acht Jahren befasse ich mich nun mit Aurachirurgie. Und sie begeistert mich jeden Tag aufs Neue. Denn sie heilt *von Grund auf*. Das meine ich wörtlich: Aurachirurgie geht an die Wurzel des Leidens, statt sich damit zufriedenzugeben, Symptome zu beseitigen und Befindlichkeiten zu verbessern. Inzwischen gebe ich mein Wissen über Aurachirurgie in Seminaren weiter, schreibe Lehrbücher und entwickle die Methodik weiter.

Neugierig geworden? Dann begleiten Sie mich doch gleich in meine Praxis!

Als Erstes wird Ihnen eine Wirbelsäule aus Plastik auffallen. Auf dem Tischchen daneben sehen Sie OP-Besteck, das auch ein Chirurg im Operationssaal in die Hand nehmen würde: Messer, Schere, Feilen und Klemmen. Sogar eine Spritze liegt da. Zur Beruhigung aller Spritzen-Phobiker: Sie ist zwar ein sehr häufig benutztes Utensil während meines Arbeitsalltags, doch den kleinen Piks bekommt man bei mir nicht!

Und die Behandlung selbst? Dafür müssen Sie sich nicht einmal »frei machen«. Um die Freiheit geht es dabei allerdings sehr wohl, wie schon der Titel unseres Buchs verrät. Aber doch in einem ganz anderen Sinn, wie Sie schon im nächsten Kapitel erfahren werden. Ja, und eine Stunde Zeit sollten Sie sich nehmen.

Was Sie selbst während der Behandlung tun können? Einfach schön locker bleiben!

WIE AURACHIRURGIE ZUR FREIHEIT BEITRÄGT

Der Mensch wird augenscheinlich frei geboren. Ein Appell steht im Neuen Testament:

»Geschwister, ihr seid zur Freiheit berufen! Doch gebraucht eure Freiheit nicht als Vorwand, um die Wünsche eurer selbstsüchtigen Natur zu befriedigen, sondern dient einander in Liebe.« (Galater 5,13)

»Einander in Liebe dienen«? Der Blick zurück in die Vergangenheit beweist leider das Gegenteil.

Der Menschheit wurden seit Tausenden von Jahren Kriege, Vertreibung, Ausbeutung, Versklavung und Unterdrückung auferlegt, deren Konsequenzen wir als Einzelne wie auch als Gesellschaft und jeweilige Nation in uns tragen. Bürden werden uns auch heute noch aufgezwungen, sogar durch die »edelste aller Wissenschaften«, wie der große Paracelsus die Medizin bezeichnete.

Jetzt ist die Zeit gekommen, Knebel und Drangsalierung aufzudecken, loszuwerden und neue Wege – in die Befreiung – zu gehen.

Aber wie die Be-**Last**-ungen abschütteln? Äußere Freiheit beginnt mit innerer Befreiung! Die Lösung zur persönlichen Freiheit, zur Freiheit für die Menschheit, liegt im Geist. Um ihn zu befreien, müssen wir seine

Geheimnisse ergründen und **Seelenballast abwerfen**. Wie? Über das Loswerden belastender Informationen (karmische und miasmatische Muster, wie sie später erklärt werden) und Konflikte. Sie alle haben sich tief in unsere Seele eingegraben und steuern uns unbewusst. Sie bestimmen unser Verhalten, unser Leben – unseren gesamten Lebensweg. Dabei spielen nicht nur selbst erlebte Erfahrungen eine Rolle, sondern auch von anderen Menschen übernommene.

Ob unsere Eltern vertrieben wurden, ob unsere Groß- oder Urgroßeltern hungern mussten, ob wir etwas Schreckliches selbst erlebt oder auch »nur« auf der Leinwand gesehen haben: Diese Taten und Bilder – alles – prägt uns, hinterlässt Spuren und Kratzer in unserem Unterbewusstsein. Im feinstofflichen Körper sind all jene Erlebnisse abgespeichert, die uns manipulieren, verängstigen, einschüchtern und uns, wenn wir nicht gegensteuern, zu willfährigen, unfreien Menschen machen. Überspitzt formuliert: Wir handeln nicht, sondern werden gehandelt. Derartige Informationen binden uns, schränken unsere Lebensqualität ein und machen krank.

Im schlechtesten Fall vererben wir diese Informationen an unsere Nachkommen, wo sie sich als Verhaltensmuster oder gar Krankheiten manifestieren können.

Auch wenn wir bis dato glaubten, frei und unabhängig unser Leben gestalten zu können, so stimmt das also nur sehr bedingt: Unser Charakter und unser Schicksal sind das geistige Ergebnis sowohl unseres persönlichen als auch des kollektiven Erlebens. Und unser Körper spiegelt diese Informationen als seelische Störungen, die er durch körperliche Krankheiten auszugleichen versucht. Der Mensch ist, um es mit Platon zu sagen, »eine verkörperte Seele«.

Und genau hier setzt die Aurachirurgie an: Sie verhilft uns zur Freiheit, weil sie auf ganz direkte, höchst verblüffende Weise unsere inneren und von außen auferlegten Fesseln löst.

ZEITLOSE WEISHEIT UND RELIGIÖSE OFFENBARUNG: GEIST FORMT MATERIE

Uralte Weisheitsschriften lehren es: Zuerst kommt die geistige Idee, dann die Verkörperung, sprich, die Umsetzung ins Leben.

»Alles ist durch das **Wort** geworden, und ohne das **Wort** wurde nichts, was geworden ist.« (Johannes 1,3)

»Wort« steht im Sinne der biblischen Symbolik für »Geist«. Es ist also der Geist, der die materielle Welt gestaltet. Das aus dem Lateinischen stammende Wort »Information« bezeichnet den Sachverhalt: Der Geist informiert die Welt, er bringt sie *in Form*.

Aus der Energie des Geistes wird Materie. Oder anders formuliert: Alle Materie ist aus geistiger Energie entstanden. In seinem Werk *Der radikale Mittelweg* schreibt der Schweizer Philosoph Armin Risi: »Die materiellen Formen entstehen durch spirituelle Information, Bewusstsein erzeugt Schöpfung, Schöpfung vollzieht sich stufenweise vom Feinstofflichen zum Grobstofflichen. Das Grobstoffliche ist immer ein Ausdruck des Feinstofflichen entsprechend den dahinter wirkenden Bewusstseinsimpulsen. Geist prägt Materie.«

Daher steht in der Aurachirurgie der Geist im Mittelpunkt. Das ist das Geheimnis und Erfolgsrezept. Es erklärt ihre Wirkweise, denn der Geist heilt. Unser Buch ist ein Plädoyer für das geistige Prinzip in uns Menschen. Und das soll, nein, muss sich in der Medizin widerspiegeln! Weiter wollen wir aufzeigen, dass letztlich alles, was wir denken, tun und erleben, von geistigen Inhalten durchdrungen ist und sich nur dadurch materiell manifestiert. Unsere Gedanken, Vorstellungen und Absichten schaffen konkrete Realitäten.

Der Placeboeffekt beweist, dass wir kraft unseres Geistes unseren Körper sogar selbst heilen können. Schon Sokrates, der geistige Vater des Platonismus und Neuplatonismus, also jener Systeme, die nicht nur die Philosophie, sondern auch die Medizin der Antike prägten, meinte, es gebe überhaupt keine Krankheit außerhalb der Seele.

Genau da setzt die Aurachirurgie an: Sie betrachtet die körperlichen Symptome als notwendigen Ausgleich für seelische Konflikte.

In der Welt von heute, in der ausschließlich messbare, vermeintlich rational begründbare Methoden das Kriterium der Wissenschaftlichkeit erfüllen, bleibt für Themen wie geistiges Heilen wenig Raum. Denn geistiges Heilen erfüllt weder den Tatbestand logischer Rationalität, noch folgt es den üblichen Denkprinzipien der klinischen Forschung. Und doch bleibt bei aller Einheitlichkeit im medizinisch-wissenschaftlichen Denken auch bei vielen Schulmedizinern und Wissenschaftlern ein Restzweifel: nämlich, ob es sich bei lebenden Organismen wie Mensch und Tier primär um organisch-morphologische Systeme handelt, die es entsprechend mit logisch begründbaren materialistischen Methoden wie Operationen, Bestrahlungen oder Pharmaka zu behandeln gilt, oder ob Mensch und Tier nicht vielleicht doch eher energetisch-informatorisch beseelte und somit geistige Wesen sind, die nicht zwingend logisch-rationalen Gesetzmäßigkeiten folgen und in denen der Geist der Materie übergeordnet ist.

Die heute übliche physikalisch-chemische Methodik der hochgradig technisierten, von Spezialistentum und Ökonomisierung geprägten Schulmedizin ist an ihre Grenzen gelangt. Der schulmedizinisch ausgebildete Therapeut konzentriert sich in hohem Maß auf organische Veränderungen sowie auf die Messung technisch erhobener materieller Befunde. Er bekämpft die körperlichen Symptome, ohne deren tiefere Bedeutung und energetisch-informatorischen Aspekte in ausreichender Weise zu erkennen – ohne Verständnis für uns als verkörperte Seelen. Der Aurachirurg dagegen bekämpft nicht die körperlichen Symptome, sondern interpretiert sie als Folge geistig-seelischer Störungen und verfügt über Methoden, diese aus dem Organismus heraus zu programmieren.

Ein weiser Mann sagte einmal: Wissenschaft in ihrer heutigen materialistischen Ausprägung ist wie ein Mensch, der mit einem Schlüssel um ein Haus geht und nach dem passenden Schloss sucht. Er möchte gern die Innenräume erkunden und sehen, ob sich dort Geheimnisse befinden. Aber sosehr er sich auch bemüht, er kann zu seinem Schlüssel nicht das passende Schloss finden. So gibt er entmutigt auf und begnügt sich damit, die Außenfassade des Hauses zu beschreiben.

Der im Kastentext genannte Schlüssel drückt die Methode aus, mit der sich der Wissenschaftler einem Problem zu nähern versucht, um die Lösung zu finden. Wenn ausschließlich sichtbare und logisch-rational begründbare Methoden als »wissenschaftlich« angesehen werden, dann ist das also nur die eine Seite der Medaille, oder, um bei obigem Gleichnis zu bleiben, die Außenfassade des Hauses. Was fehlt, ist der Einblick in das Innenleben des Hauses, das Erkennen von geistig-seelischen Zusammenhängen und deren Auswirkung auf die morphologische Ebene.

Therapeuten mögen sich folgende Fragen stellen:

» Welche geistige Botschaft geht von einer Erkrankung aus?

» Wie gelangen diese geistigen Botschaften als Informationen in den Körper?

» Wie und wo werden sie dort verarbeitet und in biochemische Prozesse umgesetzt?

» Gibt es jenseits der etablierten Methoden alternative Zugänge zum Patienten, die zur Heilung führen?

» Welche geistigen Diagnose- und Therapiekonzepte führen zur Heilung, statt innerhalb des materialistischen Paradigmas immer weiter ins Detail zu gehen, in der Hoffnung, dadurch den Weg zur Genesung zu finden?

» Wollen wir weiter nur biochemische Prozesse beschreiben und auf dieser Ebene den Patienten behandeln, obwohl wir dann nur beim »Wie« bleiben, aber nicht das »Was« und »Warum« aller Krankheiten ergründen? Denn es ist klar: Die biochemischen Prozesse sind den geistigen Impulsen nachgeordnet – sie finden statt, weil der Geist es so »will«. Erst wenn es gelingt, uns statt auf das »Wie« der biochemischen auf das »Was« und »Warum« der geistigen Prozesse zu konzentrieren, um entsprechende Zusammenhänge zu erkennen und schließlich zu lösen, gelingt Heilung.

In der Aurachirurgie liegt der Fokus nicht auf den funktionell-organischen Folgen, sondern auf den energetisch-informatorischen Ursachen von Krankheit. Bevor wir uns konkret damit befassen, mit welchem diagnostischen und therapeutischen Instrumentarium die Aurachirurgie arbeitet, berufen wir uns auf Carl Gustav Jung, den Schweizer Psychoanalytiker:

»Ich glaube, dass Heilen auf nicht materiellem Weg durch geistige Methoden eine Zukunft ungeahnter Möglichkeiten hat. Und ich glaube, dass ihr Bereich allmählich über das, was wir heute, zu Recht oder Unrecht, als funktionell bezeichnen, hinauswachsen und auch alles Organische umschließen wird. Ich sehe die Morgenröte einer neuen Zeit vor mir aufleuchten, in der man gewisse chirurgische Eingriffe, zum Beispiel an inneren Gewächsen, als bloße Flickarbeit ansehen wird, voller Entsetzen, dass es überhaupt einmal ein so beschränktes Wissen um Heilmethoden gab. Dann wird kaum Raum sein für althergebrachte Arzneimittel. Es liegt mir fern, die moderne Medizin und Chirurgie irgendwie herabzusetzen, ich hege im Gegenteil große Bewunderung für beide. Aber ich habe Blicke tun dürfen in die ungeheuerlichen Energien, die der Persönlichkeit selbst innewohnen, und solche außerhalb liegenden Quellen, die unter gewissen Bedingungen durch sie hindurchströmen und die ich nicht anders als göttlich bezeichnen kann. Kräfte, die nicht allein funktionelle Störungen heilen können, sondern auch organisch bedingte, die sich als bloße Begleiterscheinungen seelisch-geistiger Störungen herausstellten.« (Zitiert nach: *Zitate von weisen Menschen*, unter: https://zenartblog.wordpress.com/c-g-jung/)

Doch wie bekommt der Therapeut den Zugang zur Seele des Menschen? Ist es durch das gesprochene Wort, wie es in Gesprächstherapien verwendet wird? Wohl eher nicht, denn damit Sprache »funktioniert«, braucht es einen logisch-rationalen Rahmen, sonst ist sie nicht verständlich. Das Problem dabei ist, dass die Seele keinem logisch-rationalen Prinzip folgt, sie ist im Kern irrational. Andersherum ausgedrückt: Die Seele versteht keine Worte. Diesen Umstand erkannte auch der Wiener Psychiater Viktor Frankl, der Erfinder der Logotherapie: »Mit Worten komme ich nicht an die Seele meiner Patienten.« Schon eher lässt sich die Seele mit Bildern und Symbolen erreichen, wie in der therapeutischen Traumarbeit gezeigt wird. Aber auch hier scheitert der Heilungsprozess häufig an der Stelle, wo der Therapeut die bildhaften Erlebnisse zu interpretieren versucht, sie in Sprache verpackt und damit wieder in die logische Rationalität führt.

Auch reicht es nicht, seelische Blockaden zu erkennen und zu interpretieren, in der Hoffnung, dass sie sich dadurch auflösen lassen. Ebenfalls wenig Erfolg versprechend ist der Versuch, vermeintlich identifizierte Glaubenssätze durch sprachliche Umkehrungen oder Verhaltensänderungen rückgängig zu machen. Glaubenssätze sind das Produkt des Unterbewusstseins – sie lassen sich nicht einfach durch Negieren eliminieren. Noch weniger können sie dadurch aus dem Unterbewusstsein gelöscht beziehungsweise durch Formulierung neuer Glaubenssätze auf unterbewusster Ebene ersetzt werden. Glaubenssätze sind

Symptome, keine Ursachen. Auch das Relativieren von Lebenskrisen durch tröstende Leitsätze wie »Das Leben ist kein Wunschkonzert« oder »Ich kann nicht alles haben, und das akzeptiere ich« liefert keine Heilung, sondern führt zum Verharren im Status quo.

WAS IST AURACHIRURGIE?

Aurachirurgie ist Chirurgie – durchaus im wörtlichen Sinn: Der Begriff bezeichnet das berührungsfreie Operieren im feinstofflichen Körper.

Was bedeutet das?

»Berührungsfrei« heißt, dass die Eingriffe durch den Aurachirurgen extrakorporal erfolgen, also ohne Berührung des somatischen Patientenkörpers, sondern ausschließlich in dessen Aura beziehungsweise in dessen feinstofflichem Körper. »Feinstofflich« bedeutet, wie der Begriff schon besagt, auch Stofflichkeit, allerdings in so geringer Verdichtung, dass dieser Zustand für das menschliche Auge nicht sichtbar ist. Von Feinstofflichkeit ist jeder Organismus durchdrungen, aber auch nach außen hin davon umgeben. Feinstofflichkeit ist die Übergangsphase zwischen der für uns unsichtbaren Energie und grobstofflicher Materie, die wir mit bloßem Auge erkennen können. Physikalisch gesehen sind Energie und Materie äquivalent, was von Albert Einstein in der Formel $e = mc^2$ (Energie ist gleich Masse mal Lichtgeschwindigkeit im Quadrat) ausgedrückt wurde. Das heißt, Energie kann zu Materie umgewandelt werden und umgekehrt Materie zu Energie. An genau diesem Übergang wirkt Aurachirurgie: Der

Therapeut setzt geistige Impulse, die zu Veränderungen zunächst im feinstofflichen und schließlich im grobstofflichen Körper des Patienten führen. So bilden sich etwa Zysten oder Gallensteine nach aurachirurgischen Operationen – mit entsprechendem Zeitversatz von Wochen bis zu Monaten – in ihrer Grobstofflichkeit vielfach wieder zurück und sind folglich in bildgebenden Verfahren wie Sonografie, Röntgen oder Magnetresonanztomografie nicht mehr sichtbar. In diesem Sinne handelt es sich um reale Entmaterialisierungen. Umgekehrt können durch aurachirurgische Maßnahmen im Sinne von Materialisierungen auch grobstofflich-materielle Strukturen neu entstehen.

❖ Information → Feinstofflichkeit → Grobstofflichkeit. Das ist das Wirkprinzip der Aurachirurgie.

Wie sieht mein aurachirurgisches Setting aus?

Meine Patienten haben oft eine lange Leidensgeschichte hinter sich. Vielfach gelten sie als »austherapiert« – ein weiches Wort für eine harte Sache, möchte man sagen, weil es nichts anderes bedeutet, als dass die Schulmedizin die Waffen gestreckt hat. Zu Beginn der Sitzung erkundige ich mich nach dem Grund ihres Besuchs und ihren Beschwerden. Eine vollständige Anamnese mit Erhebung der vollständigen Krankheitsgeschichte wird jedoch nicht durchgeführt. Allein die Benennung der Symptome reicht, um eine Ahnung davon zu entwickeln, wo es aus energetisch-informatorischer Sicht zu suchen gilt. Denn es ist nicht entscheidend, welche konkrete Erkrankung ein Organ aufweist, sondern allein schon die Tatsache, dass es erkrankt ist, gibt mir Hinweise auf die biologische Sinnhaftigkeit und die dahinter liegenden informatorischen Ursachen.

Wie komme ich zur Diagnose?

Der Schlüssel zur Diagnose ist die Resonanz! Was ist »Resonanz« und wie entsteht sie? Resonanz (von lateinisch *resonare*, widerhallen) beschreibt die Tatsache, dass der Patient es bei sich körperlich spürt, wenn der Therapeut in seine Aura greift.

Eine Resonanz kann sogar im Abstand von bis zu mehreren Metern ausgelöst werden, wenn der Therapeut via bestimmter Handtechniken in den feinstofflichen Körper des Patienten fasst. Eine weitere Möglichkeit der Resonanzauslösung besteht darin, dass der Therapeut auf der Abbildung eines Organs oder eines Organmodells aus Plastik (Surrogat genannt) mit einer Pinzette Druck ausübt oder mit einer chirurgischen Sonde hineinsticht. Geradezu ein Paradoxon: Das Resonanzphänomen funktioniert auch dann, wenn der Patient die Augen geschlossen hält oder der Therapeut hinter ihm arbeitet. Das Prinzip der Resonanz ist reproduzierbar und zeigt an, dass entsprechende Organe energetisch gestört und für eine aurachirurgische Behandlung bereit sind.

Resonanzen sind typischerweise diskreter Natur: Der Patient spürt ein leichtes Ziehen, Stechen, Drücken oder Kribbeln an der untersuchten Körperstelle. In seltenen Fällen allerdings kann die Empfindung sehr heftig ausfallen. Es gibt Patienten, die aufschreien und sogar vom Stuhl springen, wenn ich mit einer chirurgischen Sonde zum Beispiel in den Zwischenwirbelraum eines Wirbelsäulenmodells aus Plastik steche und damit genau den Punkt treffe, an dem sie Beschwerden entsprechend ihrem Bandscheibenvorfall haben.

❖ Resonanz ist **das** zentrale Element der Aurachirurgie! Sie kommt zustande oder nicht und folgt damit einem binären Prinzip.

Resonanz korreliert direkt mit der klinischen Symptomatik: Je ausgeprägter die Beschwerden, desto heftiger die Resonanz. Gleichzeitig entspricht sie der Lokalisation der Beschwerden. Das macht sie zu einem unbestechlichen diagnostischen Instrument. Punktgenau kann ich eruieren, an welcher Stelle die energetische Störung am Organ vorliegt, um dort mit meiner aurachirurgischen Operation anzusetzen.

Entscheidend ist nicht die morphologische Veränderung, sondern die energetische Störung: In der Praxis zeigt sich nämlich in vielen Fällen, dass eine morphologische Diagnostik, wie sie zum Beispiel Röntgenaufnahmen leisten, nicht zwingend mit den energetischen Befunden und auch nicht mit den von den Patienten beschriebenen Symptomen übereinstimmen. Immer wieder sehe ich Differenzen zwischen morphologischem und klinischem Befund sowohl in Lokalisation als auch in Intensität. Beispiel: Die radiologische Untersuchung der Wirbelsäule ergibt einen Bandscheibenvorfall zwischen dem vierten und fünften Lendenwirbel, während der Patient Symptome beschreibt, die auf dem Röntgenbild aber nicht als entsprechende morphologische Veränderung zu sehen sind. Stattdessen deuten seine Beschwerden und mein Untersuchungsbefund auf eine Störung ein Segment darüber oder darunter hin.

Auch korreliert die Schwere der morphologischen Veränderung nicht zwingend mit dem Umfang der Symptomatik beziehungsweise der energetischen Störung. Will heißen: Die radiologische Untersuchung ergibt eine massive arthrotische Veränderung der Gelenke, doch die Patienten bewegen sich völlig schmerzfrei. Umgekehrt leiden manche unter extremen Beschwerden, obwohl der radiologische Befund unauffällig ist. Ganz offensichtlich ist es der Geist, der über die Intensität der individuell empfundenen Symptomatik entscheidet.

Die Erfahrung zeigt: Symptomatik und Resonanz korrelieren weit enger als Symptomatik und Morphologie. Leidet ein Mensch unter Symptomen an einer bestimmten Körperstelle, so kann man davon ausgehen, dass bei Prüfung auf Resonanz ein entsprechender positiver Befund erhoben werden kann, er also ein leichtes Ziehen, Stechen, Drücken oder Kribbeln verspürt. Existiert hingegen keine Symptomatik an einem Organ, obwohl es morphologisch deutlich verändert ist, so ist die Wahrscheinlichkeit groß, dass sich dort auch keine Resonanz auslösen lässt. Diese Erkenntnis hat große Konsequenzen für die Therapie: Die aurachirurgische Operation erfolgt nach Resonanzprinzip und nicht nach morphologischer Veränderung. Was in der Folge bedeutet, dass der zu erwartende therapeutische Erfolg größer ist.

Aus der Perspektive des um logischen Beweis ringenden Verstandes kann eine Heilmethode wie die Aurachirurgie als seltsam, womöglich sogar unglaubwürdig erscheinen. Doch ein Beweis für ihre Wirksamkeit muss nicht erst durch materiell messbare Beweisketten erbracht werden. Es ist und bleibt eine durch vielfache Erfahrung bestätigte Tatsache: Patienten spüren es leibhaftig-körperlich, wenn der Aurachirurg auf die korrespondierende Stelle am Surrogat drückt. Wissenschaftler sprechen hier von einem quantenphysikalischen Verschränkungsphänomen. Selbst wenn ein Organ nach schulmedizinischer Operation nicht mehr morphologisch vorhanden ist, lässt sich dennoch eine Resonanz am Surrogat auslösen, was meiner Meinung nach beweist, dass das Organ nach energetisch-informatorischen Aspekten im feinstofflichen Körper noch existiert.

Kommt keine Resonanz zustande, so kann das mehrere Gründe haben:

1. Es liegt keine energetische Störung am untersuchten Organ vor. Das bedeutet im Umkehrschluss: Gesunde Organe treten nicht in Resonanz.
2. Es liegt eine energetische Störung am untersuchten Organ vor, jedoch wird an einer falschen Stelle gesucht. Entsprechend muss weitergeforscht werden, um den Ort der maximalen energetischen Störung zu lokalisieren.
3. Das Unterbewusstsein des Patienten ist nicht auf eine aurachirurgische Behandlung eingestellt, sondern verlangt eine andere Therapiemethode.
4. Der Patient steht unter dem Einfluss von Medikamenten wie Schmerzmittel, Antidepressiva, Neuroleptika oder einer mRNA-Impfung.
5. Der Patient hat zu wenig getrunken, ist folglich dehydriert und deshalb nicht zur feinstofflichen Informationsübertragung in der Lage.

6. Der Patient trägt in seinem feinstofflichen Körper ein Schweigegelübde, weshalb die Bemühungen des Therapeuten daran abprallen.

Mehr über Schweigegelübde siehe entsprechendes Kapitel. Gelingt die Auflösung des Gelübdes, verändert sich auch das Resonanzempfinden: Plötzlich beschreiben die Patienten, dass sie jetzt doch ein Ziehen, Stechen, Drücken oder Kribbeln bei sich verspüren, sobald der Therapeut mit der chirurgischen Sonde am Surrogat in das entsprechende Organ sticht oder in ihre Aura greift.

❖ Das Resonanzphänomen hat entscheidende Konsequenzen für das Verhältnis zwischen Behandeltem und Behandler: Im Gegensatz zur schulmedizinischen Diagnosestellung, bei der der Arzt dem Patienten eine Diagnose mitteilt, diagnostiziert der Patient in der Aurachirurgie sich selbst. Hier ist der Patient »Chef des Geschehens«. Er emanzipiert sich von der einstigen Vorstellung der Unfehlbarkeit der »Götter in Weiß« und überträgt die Verantwortung nicht mehr an andere. Aurachirurgie fordert den Patienten zur Selbstorganisation seiner Heilung auf: eine Selbstermächtigung auch zur Eigenverantwortung als notwendigem Element jedweder Befreiung, innerlich und/oder äußerlich.

Wir halten fest:

» Etwa 90 Prozent der Patienten gehen in der aurachirurgischen Diagnostik via Surrogat an der korrespondierenden Stelle ihrer Beschwerden oder Erkrankung in Resonanz.

- Der Patient spürt es, wenn er in Resonanz geht, und er spürt es auch, wenn die Resonanz nach einer erfolgreichen aurachirurgischen Operation verschwunden ist.
- Zeigt sich in der diagnostischen Prüfung eine Resonanz im Bereich des erkrankten Areals, so erkennt der Therapeut, dass das entsprechende Organ energetisch gestört ist, denn ein energetisch nicht gestörtes beziehungsweise gesundes Organ produziert keine Resonanz.
- Eine Indikation zur aurachirurgischen Operation besteht ausschließlich bei Nachweisbarkeit einer Resonanz.
- Das heißt im Umkehrschluss: Findet sich eine morphologische, das heißt organische Veränderung – etwa durch eine sonografische Untersuchung dokumentiert –, heißt das nicht, dass eine energetische Störung vorliegen muss. Eine morphologische Veränderung kann ohne Resonanzbildung existieren, aber auch Resonanzbildung ohne morphologische Veränderung.
- Befände sich der Patient zum Zeitpunkt der Operation in Vollnarkose, so wäre das Resonanzprinzip ausgehebelt. Die Betäubung des Patienten würde die Möglichkeiten der Aurachirurgie unterlaufen, denn er könnte keine Rückmeldungen geben. Der Therapeut würde nicht feststellen können, ob eine energetische Störung im Sinne einer Resonanz vorliegt, ob die Resonanz durch den operativen Eingriff verschwindet und die Operation damit als beendet erklärt werden kann. Deshalb gilt: Aurachirurgische Operationen brauchen keine Anästhesie.

Eine weitere Möglichkeit zur aurachirurgischen Diagnosestellung ist die kinesiologische Testung: Sie ermöglicht die unmittelbare Abfrage des Unterbewusstseins. Dabei arbeite ich nach dem »Schubs-Prinzip«: Das hat den Vorteil, dass der Test durch den Patienten nicht manipulierbar ist. So funktioniert er: Ich trete von hinten an den stehenden Patienten heran. Zunächst wird leer getestet: Ich stoße ihn mit einem kurzen, aber kräftigen Impuls zwischen die Schulterblätter. Seine Aufgabe besteht darin, ausreichend Körperspannung aufzubauen und aktiv dagegen zu halten, um nicht nach vorn zu fallen. Als Nächstes prüfe ich personalisiert: Der Patient nennt seinen Vornamen und ich schubse erneut. Er bleibt stehen – sein Unterbewusstsein gerät nicht unter Stress. Ganz im Gegenteil zur dritten Testung, wo er einen falschen Vornamen sagen soll. Der Patient verliert beim Schubs seine Körperspannung und kippt nach vorn – sein Unterbewusstsein gerät jetzt unter Stress.

Nach diesem Schema lassen sich sämtliche infrage kommenden geistigen Auslöser von Krankheiten durchtesten: Dabei gebe ich als Therapeut die Begrifflichkeiten vor, die der Patient der Reihe nach wiederholt. Bleibt er beim anschließenden Stoß stabil stehen, liegt der fragliche Aspekt im Sinne einer geistigen Belastung nicht vor. Kippt er, so haben wir einen Kausalfaktor identifiziert, der in der Folge behandelt werden muss.

Was lässt sich ableiten? Nicht der Wille eines Menschen entscheidet darüber, ob geistige Behandlungsmethoden wie die Aurachirurgie funktionieren! Eine Feststellung, die besondere Einsicht gerade auch bei denjenigen erfordert, die von den Methoden des geistigen Heilens schwärmen und sich schon viel mit entsprechenden Themen und Therapiemöglichkeiten auseinandergesetzt haben. Sie kommen erfahrungsgemäß mit besonders großen Erwartungen in meine Praxis. Wenn ich dann auf Resonanz prüfe und sich herausstellt, dass keine Empfindung zustande kommt, ist ihre Enttäuschung groß: Sie spüren nichts, obwohl sie unbedingt etwas spüren wollen. Das liegt ganz einfach daran, dass hier eine Diskrepanz zwischen dem Willen des Bewusstseins und der Motivation des Unterbewusstseins besteht. Bei Menschen, die sich in die Hoffnung auf »Heilung durch den Geist« geradezu verbissen haben, hilft es dann auch wenig, sie zu bitten, sich zu entspannen.

Allerdings ist auch das Gegenteil möglich. Wenn eine Person in die Sprechstunde kommt, die wenig oder gar nichts von geistigen Heilmethoden hält, dann ist ihre Verwunderung groß, wenn sie trotzdem funktionieren. Erfahrungsgemäß passiert dies gerade bei Männern, die entgegen ihrem eigenen Willen von der Partnerin zur Behandlung geschickt werden. Geradezu widerwillig sitzen sie dann vor mir, berichten in dürren Worten von ihren Beschwerden und deuten mehr oder weniger direkt an, dass sie von »Esoterik« nichts halten. Ich versuche sie nicht argumentativ zu überzeugen, weil ich weiß, dass sie hinterher umso überraschter sind, wenn sie beim kinesiologischen Test die Muskelkontrolle verlieren oder vor Schmerz in die Höhe schießen, sobald ich mit der chirurgischen Sonde am Surrogat in die Darstellung des erkrankten Organs steche. Ein Moment, der auch dem stärksten Mann sein Leben lang im Gedächtnis bleibt!

Ja, es gibt wohl Dinge zwischen Himmel und Erde, die sich rational nicht erklären lassen. Im schlimmsten Fall kollabiert bei solchen Patienten ihr Weltbild. Erfahrungsgemäß sind sie nach der Behandlung aber sehr dankbar, weil gerade sie gute therapeutische Resultate haben.

- ❖ Allein das Unterbewusstsein entscheidet, ob geistige Behandlungsmethoden funktionieren. Selbst wenn das Bewusstsein dagegensteht, selbst wenn ein Mensch nicht an die Aurachirurgie glaubt, selbst wenn er sein bisheriges Leben lang anderen Paradigmen folgte – das Unterbewusstsein »holt uns alle ein«.

Die aurachirurgische Operation

Die aurachirurgische Operation erfolgt gemäß Resonanzprinzip und *nicht* im Hinblick auf morphologisch objektivierbare Befunde.

Und so wird operiert: Ich sitze dem Patienten gegenüber, dieser hält den Anatomieatlas mit der aufgeschlagenen Abbildung des zu operierenden Organs auf seinem Schoß liegend in den Händen, alternativ das Bild eines mitgebrachten Befundes, wie zum Beispiel ein Röntgen- oder Ultraschallbild. Dann arbeite ich ausschließlich an dieser Abbildung, und zwar mittels chirurgischen Instrumentariums. Es sind dies Schere, Spreizer, chirurgische Sonden, Klemmen, Pinzetten, Skalpell, zusätzlich Akupunkturnadeln, Laser und Stimmgabel. Es werden Spritzen gesetzt und Sehnen gespannt, es wird geschnitten, gebohrt, geschraubt, gespreizt, gelasert, an Muskeltriggerpunkten akupunktiert und vieles andere mehr – stets jedoch auf dem Anatomieatlas oder an einem anderen Surrogat.

Die Tatsache, dass die aurachirurgische Behandlung »extrakorporal« – im feinstofflichen Körper und damit ohne direkte Verbindung zum somatischen Körper des Patienten – stattfindet, ist kein Selbstzweck, sondern hat eine tiefere Bedeutung: Erst dadurch werden feinstoffliche Verbindungen zwischen Arzt und Patient in Gang gesetzt, die bei einer direkten Einwirkung – etwa durch Handauflegung, Massage, Injektionsbehandlung, schulmedizinische Operation oder herkömmliche Akupunkturbehandlung – nicht möglich wären. All diese direkten und somit grobstofflichen Behandlungen überdecken die feinstofflichen Informationsübertragungen zwischen Arzt und Patient, die eben erst dann zustande kommen, wenn der Patient in innerer Ruhe und ohne körperliche Einflussnahme von außen auf sein inneres Empfinden in Achtsamkeit fokussiert ist und in sich hineinspürt. Durch die extrakorporale Arbeit via Surrogat wird es möglich, Informationen zielgenau an den Ort des krankhaften Geschehens zu bringen. Genau das ist der Schlüssel: **Heilung gelingt immer dann, wenn die richtige Information zur richtigen Zeit am richtigen Ort platziert wird.**

Zur Erläuterung ein Beispiel aus meiner aurachirurgischen Praxis: Der Patient leidet seit Monaten an schmerzhaften Gallenkoliken, mehrfach sind auch Gallensteine spontan über den Darm abgegangen. Die Ultraschalluntersuchung zeigt eine leicht entzündete Gallenblase mit zahlreichen kleineren Gallensteinen. Ich schlage die Seite des Anatomieatlas mit der Gallenblasendarstellung auf, lege das Buch auf den Schoß des Patienten und bitte ihn, es mit beiden Händen zu halten. Sobald ich mit der Pinzette auf die Abbildung der Gallenblase am Anatomieatlas als Surrogat drücke, verspürt er ein deutliches Ziehen im rechten Oberbauch und somit im Bereich der erkrankten Gallenblase. Für mich der

Beweis, dass der Patient in Resonanz geht und für eine aurachirurgische Operation bereit ist. Operiert wird rein geistig am Surrogat unter Verwendung von chirurgischem Instrumentarium, ohne den Patienten zu berühren, jedoch nach ähnlichen Prinzipien wie in der Schulmedizin:

Ich klemme den Gallengang (Ductus cysticus) mit einer Klemme ab, damit durch den Operationsvorgang nicht versehentlich Gallensteine in den Gallengang geraten und dort zu Komplikationen führen. Die Gallenblase wird mit dem Skalpell der Länge nach eröffnet, die Operationsränder mit einer Pinzette auseinandergezogen, das Gallenblasenkonkrement und etwaige Gallenblasensteine mithilfe des Skalpells am Kopfende (caput vesicae felleae) der Gallenblase zusammengehäuft und mit einer Spritze abgezogen.

Danach erfolgt eine erneute Resonanzprüfung: Wieder drücke ich mit der Pinzette auf die Abbildung der Gallenblase im Anatomieatlas und frage den Patienten, ob er im rechten Oberbauch noch ein leichtes Ziehen, Stechen, Drücken oder Kribbeln spürt. Verneint er, ist die Resonanz verschwunden. Dies bestätigt mir die erfolgreiche energetisch-informatorische Sanierung, und ich weiß, dass die Operation beendet werden kann. Ich führe die Operationsränder der Gallenblase mit einer Pinzette wieder zusammen, setze der Länge nach eine Clipnaht, verschweiße die Schnittränder mit einem roten Laser, entferne die zu Beginn gesetzte Klemme am Gallenblasengang und harmonisiere die Gallenblase durch Aufsetzen der Stimmgabel mit einer Frequenz von 432 Hertz.

Der Patient erlebt eine instantane (spontane) Besserung. Er hat nach der Behandlung keine Schmerzen mehr, die Koliken sind verschwunden. Damit wäre eigentlich das Ziel einer jeden aurachirurgischen Sitzung erreicht. Doch zur ärztlichen Nachsorge bitte ich ihn, mir über den weiteren Heilungsfortgang zu berichten. Umso erfreulicher – die Grobstofflichkeit zieht der Feinstofflichkeit nach. Denn sechs Monate später stellt er sich erneut vor und zeigt mir eine aktuelle Sonografie: Es sind keine Gallensteine mehr zu sehen.

Warum braucht es Surrogate?

Der entscheidende Vorteil von Surrogaten liegt darin, dass die anatomischen Gegebenheiten des zu operierenden Areals plastisch dargestellt sind. So erkennt der Therapeut exakt die topografischen Zusammenhänge zwischen Muskeln, Bändern, Sehnen, Gelenken, Arterien, Venen, Nerven, Lymphgefäßen und vielem mehr und kann auf diese Weise zielgerichtet arbeiten. Er kann auch beurteilen, welche biomechanischen Konsequenzen seine Operation zur Folge hat, wenn er zum Beispiel einen Muskel aurachirurgisch verkürzt oder verlängert. Auch erkennt er Verläufe von Nerven oder Gefäßen, die nicht verletzt werden dürfen. Würde ohne Surrogate operiert, bräuchte der Aurachirurg ein enormes Vorstellungsvermögen hinsichtlich der Dreidimensionalität der anatomischen Strukturen, was vermutlich nicht einmal »echte« Operateure besitzen. Daraus folgt: Nur anatomisch versierte Personen sollten aurachirurgische Operationen durchführen, was ich in meinen Seminaren immer wieder betone. Man muss wissen, was man tut – wie in jedem anderen Beruf auch.

Surrogate liefern somit einen großen Vorteil – sie sind das Alleinstellungsmerkmal der Aurachirurgie. Durch die Arbeit an Surrogaten und durch Einsatz von chirurgischen Instrumenten fokussiert der Aurachirurg seine Aufmerksamkeit maximal. Es gilt: Die Energie folgt der Aufmerksamkeit. Je größer die Aufmerksamkeit des Aurachirurgen, umso mehr geistige Energie entwickelt er, die sich im feinstofflichen Körper des Patienten manifestiert, und umso größer ist der therapeutische Erfolg. Denkt man noch einen Schritt weiter, so lässt sich formulieren: Je größer die Manifestation im feinstofflichen Körper, desto wahrscheinlicher die organische Umsetzung im grobstofflichen Körper.

Was ist das Ziel der aurachirurgischen Behandlung?

Vordringliches Ziel der aurachirurgischen Behandlung ist die Linderung der Symptomatik – nicht die Veränderung des morphologischen Befundes. Diese Unterscheidung ist von zentraler Bedeutung, denn viele Patienten kommen mit der Erwartung, dass unmittelbar nach Durchführung der aurachirurgischen Behandlung auch die organischen Veränderungen verschwunden sind. Dem ist keineswegs so.

Die aurachirurgische Behandlung setzt den geistigen Impuls in der Feinstofflichkeit, was nach Wochen oder Monaten auch zu Veränderungen in der Grobstofflichkeit führen kann, aber keineswegs muss. Hat zum Beispiel der Gallenblasen-Patient einst unter Gallenkoliken gelitten, so sind sie nach der aurachirurgischen Operation verschwunden. Kommt der Patient nach Wochen oder Monaten erneut zur Untersuchung, so stelle ich allerdings oft fest, dass auch die Grobstofflichkeit eine Veränderung aufweist: Die vormals in der Sonografie sichtbaren Gallensteine sind in der Kontrolluntersuchung nicht mehr zu finden.

Durch die aurachirurgische Operation werden im feinstofflichen Körper des Patienten Impulse gesetzt, die zu einer Veränderung der Symptomatik führen, im besten Fall gar zu einem völligen Verschwinden der Beschwerden. Diese Veränderung tritt typischerweise instantan, das heißt unmittelbar noch während der aurachirurgischen Operation, ein. Die Unmittelbarkeit der Wirkung ist eine der Besonderheiten quantenphysikalisch organisierter Therapieverfahren: Es braucht kein Zuwarten mehr wie bei anderen Methoden, um beurteilen zu können, ob und inwieweit sich eine entsprechende Symptomatik verbessern lässt, sondern der Patient spürt die Veränderung noch in der laufenden Sitzung.

Mögliche Komplikationen aurachirurgischer Eingriffe

Komplikationen sind im Rahmen aurachirurgischer Behandlungen selten. Wie auch in der Homöopathie können Erstverschlechterungen der bestehenden Symptome oder auch Muskelkater-ähnliche Phänomene auftreten, die aber nach einigen Tagen, spätestens Wochen wieder verschwinden. Zwar ist die Erstverschlechterung unangenehm, sie zeigt aber, dass die Therapie greift und den geistigen Aspekt der Krankheit zentral trifft. Schwere Komplikationen wie Blutungen, Infektionen, Kollateralschäden, postoperative Wundschmerzen, postoperative Fehlfunktionen oder Narbenbildungen, wie sie bei herkömmlichen Operationen vorkommen können, sind dagegen in der Aurachirurgie ausgeschlossen, sofern fachgerecht vorgegangen wird.

Nicht-lineare Systeme (NLS)

Neben den beschriebenen diagnostischen Verfahren bieten Nicht-lineare Systeme (NLS) Unterstützung bei Diagnose und Therapiekontrolle. Sie messen den energetischen Zustand von Organen. Während ich den Patienten behandle, lasse ich die NLS-Analyse im Hintergrund laufen, um anschließend zu beurteilen, ob die von mir erhobenen Befunde bestätigt werden können. Mit diesen aus Russland stammenden Computersystemen ist es möglich, das Unsichtbare sichtbar und das Unbewusste bewusst zu machen. Sie liefern Erkenntnisse, wie man sie noch bis vor kurzer Zeit für unmöglich gehalten hätte. Die genannten Systeme zeigen an, ob und welche Organe energetisch geschwächt sind und welche informatorische Kausalität dahintersteckt. Insbesondere ermöglichen sie dem Aurachirurgen die Möglichkeit zur Verifizierung beziehungsweise Falsifizierung seiner Annahmen, da sich alle Aspekte – Konflikte, karmische Muster, miasmatische Muster, aber auch mechanische Traumata, Belastungen durch Elektrosmog oder Vergiftungen – informatorisch nachweisen lassen. NLS-Analysen ergänzen meine aurachirurgische Arbeit, sind aber keine Voraussetzung für eine erfolgreiche aurachirurgische Tätigkeit. Die Aurachirurgie steht den empirisch-wissenschaftlichen Standards der Schulmedizin folglich nicht nach!

Im Ergebnis gibt es nicht nur die Hoffnung, sondern die gerechtfertigte Erwartung, dass Aurachirurgie in Bereiche des Heilens führt, von denen die Schulmedizin gegenwärtig weit entfernt ist.

Aurachirurgische Trias aus Konflikten, karmischen Mustern und miasmatischen Belastungen

Bevor eine aurachirurgische Operation im feinstofflichen Körper des Patienten durchgeführt wird, gilt es zu prüfen, welche feinstofflichen Informationen für die entsprechende Symptomatik verantwortlich zu machen sind.

Es gibt keine funktionelle Störung oder gar organische Krankheit, deren Ursache nicht geistiger Natur ist. Letztlich sind alle Krankheiten die Folge von entweder karmischen Mustern oder miasmatischen Mustern oder Konflikten, oder auch Kombinationen von mehreren dieser Faktoren. Überschreitet die daraus resultierende energetisch-informatorische Belastung eine kritische Größe, so fällt der Mensch aus seiner geistigen Mitte.

Eine funktionelle oder gar organische Störung ist nicht einfach nur ein Fehler der Natur, sondern erfüllt eine implizite und gleichzeitig sinnvolle Aufgabe: Sie hat das Ziel des Ausgleichs, solange die geistige Belastung nicht gelöst ist. Gelingt es, den zur entsprechenden Krankheit gehörenden spezifischen Konflikt oder das entsprechende karmische und/oder miasmatische Muster zu löschen, braucht es den körperlichen Ausgleich nicht mehr, und die organische Veränderung bildet sich entsprechend wieder zurück. Dieses Postulat ist die Grundlage des geistigen Heilens und auch der Aurachirurgie. Ihr Anspruch besteht darin, die den Krankheiten zugrunde liegenden informatorischen Kausalitäten zu erkennen, zu interpretieren und zu eliminieren, um zu einer dauerhaften Gesundheit zu gelangen.

KONFLIKTE

Laut dem deutschen Internisten Dr. Ryke Geerd Hamer (1935–2017) entsteht eine Organveränderung als notwendiger, ja sogar sinnvoller Ausgleich für einen Konflikt. Hamer beschreibt rund 80 Konflikte, von denen jeder in einem dafür spezifischen Hirnrelais verarbeitet wird. Ein Hirnrelais ist ein neuronales Zentrum, innerhalb dessen der Konflikt einschlägt. Jedes Hirnrelais hat eine neuronale Verbindung zu einem entsprechenden peripheren Organ, an dem der eingeschlagene Konflikt energetisch ausgeglichen wird. Damit wird klar: Jede Krankheit geht vom Gehirn aus, die organischen Veränderungen dienen als Ausgleich. Hamer gelang es, durch computertomografische Aufnahmen die Hirnrelais zu kartografieren, indem er an Tausenden Patienten den Nachweis erbrachte, dass bestimmte Krankheiten an den immer gleichen Hirnrelais computergrafisch nachweisbare Veränderungen aufwiesen.

Erleidet eine Person zum Beispiel einen Abwertungskonflikt aufgrund einer schweren Auseinandersetzung mit dem Vorgesetzten, so wird dieser Konflikt auf dem für diese Art von Abwertung vorgesehenen Hirnrelais im Bereich des Großhirnmarklagers verarbeitet und führt dort zu einer computertomografisch nachweisbaren Veränderung des Gehirns. Gleichzeitig – und das ist eine Entdeckung, die ich im Rahmen meiner aurachirurgischen Forschungstätigkeiten selbst machte – lässt sich auf dem entsprechenden Hirnrelais sowie auf dem ausgleichenden Organ eine Resonanz auslösen. Sobald ich mit der Pinzette am Surrogat des Gehirns auf das entsprechende Hirnrelais drücke, spürt die mit Abwertungskonflikt belastete Person ein Ziehen, Drücken, Stechen oder Kribbeln an der entsprechenden Stelle im Kopf. Gleiches gilt bei Druck auf das entsprechende periphere Organ.

Der Ausgleich des Abwertungskonflikts erfolgt über eine Struktur im Bereich des muskuloskelettalen Systems, beispielsweise in der Schulter, und führt zu einer schmerzhaften Schulterversteifung (Periarthropathia humeroscapularis/»frozen shoulder«).

Erleidet der Mensch dagegen einen Revierverlustkonflikt, weil er aus der Firma entlassen wurde, so wird der Konflikt in einem anderen Hirnrelais verarbeitet, in diesem Fall im neuronalen Zentrum zur Verarbeitung von Revierverlustkonflikten in der Großhirnrinde. Der körperliche Ausgleich erfolgt in diesem Fall über die Herzkranzgefäße, im schlimmsten Fall erleidet der Patient als organischen Ausgleich eine Angina pectoris oder gar einen Herzinfarkt. Auch hier lässt sich in der aurachirurgischen Untersuchung eine exakte Lokalisierbarkeit der Resonanz auf dem entsprechenden Hirnrelais nachweisen.

Nach Hamer verlaufen Konflikte nach stets gleichem biologischen Prinzip: Zunächst kommt es zum Einschlag eines Konflikts an einem für den jeweiligen Konfliktinhalt spezifischen Areal im Gehirn. Danach befindet sich der Mensch in der sogenannten konfliktaktiven Phase, dem Kampfmodus, und hat noch keine organischen Veränderungen. In dieser Phase schlägt das Herz schnell, der Blutdruck ist erhöht, die Haut kaltschweißig, der Mensch ist in seinem Denken vollständig auf die Lösung des vorliegenden Problems eingeengt. Es entstehen psychische Symptome wie Angst, Trauer, Wut oder Verzweiflung. Wird der Konflikt gelöst, so beginnt die Heilungsphase. In dieser Phase kommt es zu den organischen Symptomen und Beschwerden, der Mensch fühlt sich abgeschlagen und krank, liegt im Bett und braucht viel Ruhe und Schlaf. Das Herz schlägt ruhig, er schwitzt, die Haut ist warm, zunehmend stellt sich Wohlbefinden ein. Die von Hamer beschriebene Heilungskrise bezeichnet die kurze Phase in der Mitte der Heilungsphase, in der es noch einmal zu einer Aktivierung des Kreislaufs kommt, ähnlich den oben beschriebenen Symptomen in der konfliktaktiven Phase. Die sich daraus ergebende Kreislaufbelastung ist für den ohnehin geschwächten Organismus lebensbedrohlich. Übersteht er die Krise, ist er über den Berg, kann die Heilungsphase abschließen und vollständig gesunden.

Eine Frau hat einen Streit mit ihrem Ehemann und wird von ihm geschlagen. Sie erleidet einen Abwertungskonflikt und beschließt, aus dem gemeinsamen Heim auszuziehen, um in einer anderen Stadt zu leben. Sie begibt sich auf Wohnungssuche. Jetzt ist sie in der konfliktaktiven Phase. Sie findet ein neues Zuhause und zieht ein, der Konflikt ist gelöst. Kaum eingezogen, erleidet sie einen Hexenschuss. Auch wenn es unlogisch klingt, so ist die Erkrankung als Ausdruck der begonnenen Heilungsphase zu interpretieren und hat sogar eine implizite Sinnhaftigkeit. Denn der Hexenschuss zwingt sie, Bettruhe einzuhalten und sich auf diese Weise von den Anstrengungen der vergangenen Wochen zu erholen. Sie fühlt sich todmüde und wie erschlagen, kommt kaum aus dem Bett, ist aber erleichtert, den Schritt getan und die Beziehung beendet zu haben. Nach einer Woche kommt es zur Heilungskrise: Der Rücken meldet sich zurück, die Schmerzen werden stärker, und sie durchläuft geistig noch einmal die Erfahrungen der vergangenen Wochen. Nach drei Stunden ist auch diese Phase vorüber. Die Heilungsphase dauert bei ihr zwei Wochen, danach ist sie wieder leistungsfähig und lebt sich ein.

Die Leistung der aurachirurgischen Therapie besteht darin, die kausale Störinformation zu erkennen, auf einem bestimmten Hirnrelais zu lokalisieren und durch geistige Invertierung zu reduzieren oder gar zu löschen.

Ich prüfe auf Resonanz, indem ich auf das entsprechende Hirnrelais im Anatomieatlas drücke. Im positiven Fall ziehe ich eine Spritze mit der imaginierten Inversinformation auf, injiziere diese ins Hirnrelais und harmonisiere es mit der 432-Hertz-Stimmgabel. Die Nachprüfung zeigt, dass die Resonanz verschwunden ist. Doch nicht nur die Resonanz verschwindet, sondern auch die Symptomatik, was sich einfach erklären lässt: Ohne Konflikt braucht es keinen körperlichen Ausgleich mehr.

Aurachirurgie führt nicht etwa nur zur Lösung, sondern zur Löschung von Konflikten. Das ist ein großer Unterschied. Untersuche ich Patienten, die vor langer Zeit unter einer Krankheit als Ausgleich für einen entsprechenden Konflikt litten und sich davon wieder erholten, so wurde der Konflikt seinerzeit wohl gelöst, aber keineswegs gelöscht. Denn die kinesiologische Prüfung beweist, dass der Konflikt noch Jahrzehnte später nachweisbar ist.

Es verhält sich wie bei einer Immobilienfinanzierung: Ist die im Grundbuch eingetragene Grundschuld finanziell abgeglichen, bleibt der Eintrag dennoch so lange im Grundbuch bestehen, bis die Grundschuld aufgrund einer notariellen Beantragung tatsächlich im Grundbuchamt gelöscht wird. Ist ein Konflikt nur gelöst, aber nicht gelöscht, so bleibt eine erhöhte Wahrscheinlichkeit für ein Konfliktrezidiv – ein erneut auftretender identischer Konflikt – bestehen, was wiederum zu einem körperlichen Ausgleich in Form einer Krankheit führt. Wurde der Konflikt indes durch eine aurachirurgische Behandlung aus dem entsprechenden Hirnrelais gelöscht, ist die Gefahr des Rezidivs deutlich reduziert, wenn nicht sogar gebannt.

KARMISCHE MUSTER

Was ist Karma?

Karma, ein Wort aus dem Sanskrit, bedeutet »Handlung; das, was eine Reaktion bewirkt«. Es besagt, dass jede Handlung – physisch wie geistig – geistigen Gesetzmäßigkeiten untersteht und dem Karma-Gesetz von Aktion und Reaktion folgt. Unweigerlich hat eine Handlung eine Folge, die in letzter Konsequenz auf den Verursacher zurückfällt. Diese muss nicht im gegenwärtigen Leben wirksam werden, sondern kann sich auch erst in einem zukünftigen Leben manifestieren.

In seinem Werk *Und plötzlich große Klarheit* schreibt Armin Risi: »… muss jede Situation immer von zwei Seiten betrachtet werden: von der Seite der Aktion und von der Seite der Reaktion. Ansonsten sieht man nur die eine Hälfte der Wahrheit, und man meint, Karma sei gleich Prädestination (»alles, was dir widerfährt, hast du selbst verursacht«) oder Karma sei gleich Selbsterlösung (der Mensch könne allein mit seinem eigenen Willen Karma-Bindungen überwinden). Das Gesetz des Karma bedeutet weder das eine noch das andere, sondern setzt beides in seinen relativen Bezug, indem es zeigt, in welchem Bereich die Prädestination wirkt und in welchem der freie Wille.

Im Bereich der »Reaktion« wirkt die Prädestination. Jede Situation ist die Reaktion auf eine Ursache, die jemand gesetzt hat, entweder wir selbst oder jemand, der mit uns karmisch in Verbindung tritt. Im Bereich der »Aktion« wirkt der freie Wille und die damit verbundene Verantwortung: Wie handle ich in einer bestimmten Situation? Wie immer ich handle, ich löse somit für mich selbst und für mein Umfeld entsprechende Reaktionen aus.«

Was verstehen wir unter karmischem Muster?

Für die Aurachirurgie hat »Karma« eine überragende Bedeutung. Um das zu verstehen, ist es übrigens nicht notwendig, sich in östliche Weisheitslehren zu vertiefen.

Zu unserem Karma gehören auch die Taten anderer Menschen, die uns in innere und/oder äußere Gefangenschaft geführt haben. Dafür, was sie uns (an)getan haben, können wir nichts. Auch hilft es nicht, sie »schuldig zu sprechen«. Was getan ist, ist getan. Nicht Verurteilung, sondern Heilung des Karma ist der Weg zur Befreiung von körperlichen und seelischen Beschwerden. Schmerzhafte Themen müssen aus dem Dunkel des Unbewussten ins Licht des Bewusstseins geführt werden. So heißt es auch in der Bibel: »Alles, was aufgedeckt wird, ist vom Licht erleuchtet. Alles Erleuchtete aber ist Licht.« (Epheser 5,13–14)

Haben Sie sich schon einmal gefragt, woher folgende Redewendungen kommen und womit sie zu tun haben könnten?

» Nicht wissen, wo einem der Kopf steht
» Jemandem den Kopf runterreißen wollen
» Festgenagelt werden
» Den Hals abgeschnürt bekommen

» In der Luft hängen
» Das Wasser bis zum Hals stehen haben
» Einen Stich ins Herz bekommen
» Etwas nicht schlucken/nicht verdauen können
» Sich erpresst, ausgebrannt, zerrissen fühlen
» Sich wie erschlagen/wie gerädert/wie lebendig begraben fühlen

Uns geht es hier nicht um die wortgeschichtliche Betrachtung, sondern um etwas, das tatsächlich tief in der Seele verankert ist. Dort liegt, salopp gesprochen, einiges »begraben« – besser: **lebendig begraben**. Eben auch das, was einst eine wörtlich zu nehmende Bedrohung war, die im schlimmsten Fall zum Tod führte. Und deshalb als eine Energie erkannt werden muss, die auf die Seele (ein-)wirkt.

Unsere Sprache verrät: Alles, was wir in metaphorisch gemeinten Redewendungen aufzählen, waren einst – ganz wörtlich – gezielte und massenhaft verübte Bestrafungs-, Folter- und Hinrichtungsmethoden.

Und genau an diesem Punkt setzt Aurachirurgie an: dort, wo entsprechende karmische Muster im feinstofflichen Körper (nach-)wirken und sich sogar als Krankheit manifestieren können. Sie aufzulösen und damit ihre krank machenden Folgen zu beseitigen, ist das Ziel dieser Behandlungsmethode.

❖ Karmische Muster beschreiben die Erlebnisse unserer Vorfahren oder unserer früheren (einstigen) Seeleninkarnationen.

Es lässt sich kinesiologisch exakt prüfen, aus welcher der drei möglichen karmischen Quellen die informatorische

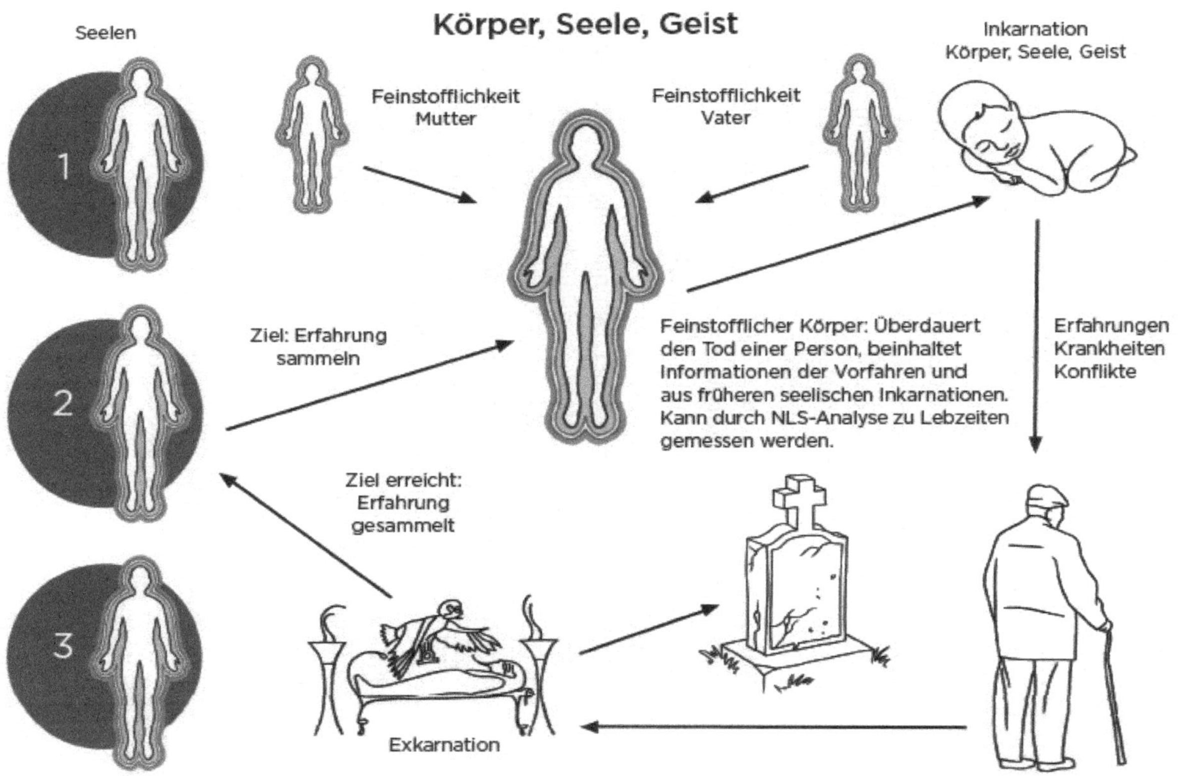
Körper, Seele, Geist
Seelen
1
2
3
Feinstofflichkeit Mutter
Feinstofflichkeit Vater
Inkarnation Körper, Seele, Geist
Ziel: Erfahrung sammeln
Feinstofflicher Körper: Überdauert den Tod einer Person, beinhaltet Informationen der Vorfahren und aus früheren seelischen Inkarnationen. Kann durch NLS-Analyse zu Lebzeiten gemessen werden.
Erfahrungen
Krankheiten
Konflikte
Ziel erreicht: Erfahrung gesammelt
Exkarnation

Belastung stammt: aus der väterlichen oder der mütterlichen Vorfahrenlinie oder aus einer eigenen früheren Seeleninkarnation. Diese drei Stränge bilden aus informatorischer Sicht das Vorleben eines Menschen.

Die Übertragung der Information folgt folgender Regel: Der Enkel übernimmt die Informationen eines Großelternteils und gleicht diese bei sich über Verhaltensweisen oder gar Krankheiten aus. Das karmische Muster überspringt hier also eine Generation. Das Gleiche gilt für Vererbungen aus früheren Seeleninkarnationen. Wenn ein Mensch das Licht der Welt erblickt, so vermischen sich die Informationen aus den drei bezeichneten Quellen und führen dazu, dass ein Individuum (von lateinisch *dividere*, teilen, somit eine nicht teilbare Einheit aus Körper, Seele und Geist) entsteht.

Kommt ein Kind mit einer Behinderung zur Welt, so findet sich eine andere informatorische Regelhaftigkeit: Da gilt es womöglich noch weiter zurück in der Vergangenheit zu forschen, mindestens bis hin zu den Urgroßeltern beziehungsweise zu entsprechend weit zurückliegenden Seeleninkarnationen. Man muss in diesem Fall nach einem Ereignis in deren Leben suchen, was sich im aktuellen Leben des Urenkels karmisch ausgleicht und als Behinderung manifestiert.

Der Mensch bildet eine Einheit aus Körper, Seele und Geist. Was bedeutet das? Dass wir einen grobstofflichen Körper haben, ist klar: Er bildet sich aus der Samenzelle des Vaters und der Eizelle der Mutter, wächst in der Gebärmutter heran und wird nach neun Monaten geboren. Mit diesem grobstofflichen Körper krabbeln und laufen wir, feiern wir, leiden und leben wir, und am Ende stirbt er und wird auf dem Friedhof beerdigt oder verbrannt. Doch was ist der Unterschied zwischen Seele und Geist – wie sind sie einzuordnen? Sprechen wir gemeinhin von Geist, so ist damit der feinstoffliche Körper gemeint. Dieser ist mit der Seele verbunden – sie bilden eine Einheit. Im Geist sind sämtliche Informationen gespeichert, die wir im Laufe eines Lebens sammeln und übernehmen, die wir durch Bearbeitung oder Therapien lösen und löschen, die wir durch neue Erfahrungen erweitern oder neu erwerben und die wir nach dem irdischen Tod wieder in die geistige Welt zurückgeben oder für eine künftige Inkarnation verfügbar halten.

In der NLS-Analyse kann exakt geprüft werden, wo karmische, miasmatische und konfliktive Informationen gespeichert sind: Sie finden sich ausschließlich im feinstofflichen Körper, niemals in der Seele. Oder anders formuliert: Die Seele ist frei von Informationen, frei von Emotionen und somit auch frei von Belastungen.

Die Seele ist geschlechtslos. Die Festlegung des biologischen Geschlechts erfolgt ausschließlich durch die Vererbung über Mutter und Vater. Beide Aspekte sind hier notwendig: Der Vater liefert über die Spermatozyten als Geschlechtschromosomen ein X-Chromosom und ein Y-Chromosom, die Mutter zwei X-Chromosomen. Die Frage, welchem Geschlecht sich ein Mensch emotional zugehörig fühlt, muss sicherlich nicht der chromosomalen Vorgabe entsprechen. Denkbar wäre, dass der feinstoffliche Körper der Seele eher weibliche Konfliktthemen mit sich bringt und hofft, diese als

Frau lösen zu können, obwohl die chromosomale Vererbung durch Vater und Mutter männlich ist und umgekehrt.

Stirbt der Mensch, so teilt er sich auf in Körper, Seele und Geist. Der grobstoffliche Körper verwest oder verbrennt, die Seele geht zurück in die geistige Welt, der feinstoffliche Körper (Geist) folgt der Seele. Seele und feinstofflicher Körper sind also nicht nur zeitlebens auf der Erde miteinander verbunden, sondern bleiben es auch nach dem Tod. Nur so erklärt es sich, dass die Reinkarnation einer Seele aus informatorischer Sicht nicht wieder bei null beginnt, sondern dass die vormals erworbenen Informationen reaktiviert werden. Karmische wie miasmatische Muster werden auf diese Weise vererbt, ebenso auch Konflikte, wenn sie eine ausreichend starke energetische Potenz hatten, um weitergegeben zu werden. Wird ein Mensch während seines irdischen Daseins im Rahmen einer aurachirurgischen Sitzung von einem karmischen Muster befreit, so gilt diese Information als aus dem feinstofflichen Körper gelöscht. Weder wird sie an zu diesem Zeitpunkt noch ungeborene Nachkommen vererbt, noch ist sie im Rahmen künftiger Seeleninkarnationen erneut messbar. Das Gleiche gilt für miasmatische Belastungen: Werden sie durch eine Behandlung reduziert oder gar gelöscht, verringert sich die Wahrscheinlichkeit für daraus resultierende Erkrankungen in künftigen Leben.

Dass sich der feinstoffliche Körper aus mehreren informatorischen Quellen speist, beweist das Phänomen sogenannter Sonderbegabungen. Bei den Nachfahren von Johann Sebastian Bach liegt es nahe, dessen Gene als Quelle musikalischer Begabung in der Familie Bach zu sehen – jedenfalls im Sinne volkstümlicher Vorstellungen von Vererbung. Wenn aber weder im feinstofflichen Körper des Vaters noch in dem der Mutter entsprechende Informationen zur Entwicklung einer herausragenden künstlerischen Begabung vorhanden sind, muss es sich um eine dritte Quelle handeln: den feinstofflichen Körper, der zusammen mit der reinkarnierten Seele eines Genies in diese Welt gekommen ist.

Ein Beispiel aus meiner Praxis: Beiläufig berichtet Olga während der aurachirurgischen Untersuchung, dass sie unerklärliche Angst vor tiefem Wasser habe und bereits zweimal um ein Haar ertrunken wäre.

»Wissen Sie, mein Vater und auch mein Großvater sind tatsächlich ertrunken«, fährt sie fort.

Fragt man sich da nicht sofort, warum Olga angesichts ihrer tragischen Familiengeschichte nicht automatisch einen großen Bogen um jedes Gewässer macht? Doch genau das Gegenteil ist der Fall! Die 30-Jährige wird von Wasser geradezu magnetisch angezogen – wohl, weil sie unbewusst versucht, durch den Kontakt mit diesem Element ihr seelisches Trauma zu lösen.

Derartige Belastungen erkennt und löst die Aurachirurgie: Mit dieser Methode verschwindet der Drang, sich von Wasser angezogen zu fühlen – die Gefahr des Ertrinkens ist gebannt.

Aus energetisch-informatorischer Sicht bilden karmische Muster die tiefste Schicht krank machender Prozesse. Diese Muster unterlagern sämtliche körperliche und seelische Funktionen und beeinflussen sie kontinuierlich. Für eine dauerhafte Gesundung des Organismus ist die Löschung der entsprechenden Traumata deshalb unerlässlich. Ohne Auflösung der karmischen Muster bringt eine aurachirurgische Operation keinen Erfolg.

Die Aurachirurgie kennt nicht weniger als 40 krank machende karmische Muster. Diese Informationen befinden sich im morphischen Feld der Menschheit – dem unbewussten, feinstofflichen Träger bewusster und unbewusster Erfahrungen.

Manchmal werden wir gefragt: Ja, gibt es denn nur belastende, krank machende karmische Muster? Dahinter steht natürlich die Frage nach »gutem Karma«, wie es in der östlichen Weisheitslehre formuliert wird. Diese Überlegung ist aus unserer Sicht rein philosophischer Natur. Denn »gutes Karma« muss nicht geheilt werden – in die Sprechstunde kommen nur Menschen mit karmischen Belastungen. Oder ganz selten jemand, der sich trotz Beschwerdefreiheit einfach mal durchchecken lassen will.

Nun, gleich gehen wir in meine Praxis, doch zuvor wollen wir anhand eines der am häufigsten krank machenden karmischen Muster beispielhaft einige Leitsymptome betrachten, wie sie allgemein auftreten, wenn jemand diesbezüglich belastet ist.

So empfinden Menschen mit dem karmischen Muster des Sklavenjochs, dass ständig eine seelische Last auf ihren Schultern liegt. Es kommt zu einem Druck auf der Brust, zu Stimmungsproblemen, Burn-out und Depression. Sie leiden unter kalten Händen und Füßen, haben Angst beim Sprechen vor vielen Leuten, scheuen Menschenansammlungen, sitzen bei öffentlichen Veranstaltungen lieber am Rand als in der Mitte, leiden unter Lampenfieber und

Schüchternheit. In Schulzeit und Beruf werden sie leicht zu Opfern von Mobbing und Abwertung. Dieses Muster zieht sich wie ein roter Faden durch ihr gesamtes Leben: »Sklavenjoch-Träger« haben das Gefühl, ständig arbeiten und dienen zu müssen, und wirken wie die geborenen Sklaven. Sie geben womöglich ihre berufliche Tätigkeit auf, weil sie die Belastung nicht mehr ertragen, oder satteln um und geraten im neuen Job erneut in ein sklavenähnliches Arbeitsverhältnis.

Natürlich kommt die Belastung auch im Beziehungsleben zum Tragen: Frauen mit diesem karmischen Muster geraten immer wieder an dominante und narzisstische Männer. Trennen sie sich, ist die Wahrscheinlichkeit groß, dass der nächste Partner wieder ein Narzisst sein wird. Da hilft auch die bewusste Einsicht nicht, dass sie es doch eigentlich besser wissen müssten.

Karmische Muster wiederholen sich wie in einer Endlosschleife!

Aurachirurgische Entfernung belastender karmischer Muster: Warum und wie sie funktioniert

In der psychologischen Krankheitsbilderdeutung wird aus einem bestimmten Symptom ein geistiger Grund für das Leiden des Patienten herausgelesen. Dann werden dem Patienten Interpretationen und Erklärungen serviert, die ihn oftmals überfordern und nicht eingeordnet werden können.

Aurachirurgie funktioniert anders: Es wird nichts interpretiert, sondern ein konkreter mechanischer Eingriff in der Aura vorgenommen. Der Patient muss nicht rational verstehen, welche Muster und Konflikte behandelt werden. Seine ausschließliche Aufgabe besteht im Spüren, wenn der Aurachirurg in seiner Aura arbeitet. Dadurch gibt er dem Theraputen während der Behandlung laufend Rückmeldung und zeigt ihm an, ob der richtige Weg beschritten ist. Der Patient wird folglich zum Chef des Geschehens und beendet die Sitzung allein durch die Tatsache, dass er in der Nachtestung auf Resonanz nichts mehr in der Aura spürt.

❖ Karmische Muster haben einen Blockadecharakter.

Gemeint ist hier nicht die blockierende Wirkung auf die freie geistige Entfaltung eines Menschen durch ein karmisches Muster – wie bereits erwähnt –, sondern die Blockade bei der Auflösung des karmischen Musters. Beim Sklavenjoch existiert ein »Riegel«, mit dem das »Joch« verschlossen ist. So gilt es zuerst den Riegel aurachirurgisch zu entfernen, bevor das »Joch« abgenommen und das karmische Muster damit eliminiert werden kann.

Der Verriegelungsmechanismus des Jochs – er kann entweder vorn oder hinten am Hals gefunden werden – wird *im wörtlichen Sinn* gelöst, indem der Aurachirurg den Riegel mit einem kleinen Hammer aus der Verankerung schlägt. Das geschieht auf geistigem Wege (»virtuell«) im feinstofflichen Körper. Eigentlich ein recht banaler Vorgang, doch muss er fachgerecht ausgeführt werden, sonst bleibt das karmische Muster bestehen.

Danach »verwirft« der Aurachirurg die Energie des abgenommenen Sklavenjochs in den leeren Raum – entweder zu Boden oder ins Universum. Dabei achtet er darauf, dass keiner im Wege steht, der die verworfene Energie versehentlich aufnehmen könnte. Schon die Bibel beschreibt den Akt des Verwerfens und die Konsequenz, wenn diese von anderen Lebewesen übernommen wird:

»Nun weidete dort an einem Berg gerade eine große Schweineherde. Die Dämonen baten Jesus, ihnen zu erlauben, in die Schweine hineinzufahren. Er erlaubte es ihnen. Da verließen die Dämonen den Menschen und fuhren in die Schweine, und die Herde stürzte sich den Abhang hinab in den See und ertrank.« (Lukas 8,32–33)

Wird das karmische Muster aurachirurgisch fachgerecht aufgelöst, verschwindet die damit verbundene Symptomatik und bleibt auch verschwunden. Dass man dann zum Beispiel auch nicht mehr von den traumatischen Erlebnissen träumt, erweist die nachhaltige Auflösung des Musters im Unterbewusstsein.

Eine immer wieder gestellte Frage lautet: Erstreckt sich die Auflösung karmischer Muster auch auf die Nachkommen der Patienten? Die Antwort lässt sich aus meiner Sicht nicht mit einem einfachen Ja beantworten, auch wenn es Schulen des geistigen Heilens gibt, die das Gegenteil behaupten. Meine eigene Erfahrung besagt, dass Nachkommen des Patienten, die zum Zeitpunkt der Auflösung der karmischen Muster leben, individuell behandelt werden müssen. Andersherum gilt: Bei der Behandlung einer Schwangeren kann eine entsprechende Belastung auch beim ungeborenen Kind mit aufgelöst werden.

Die Information eines karmischen Musters liegt bereits seit Geburt vor, muss sich aber nicht deshalb auch gleich symptomatisch äußern. Wann bricht eine daraus resultierende Krankheit aus? Gibt es dazu Regeln? Die Antwort ist nicht leicht zu geben, denn es finden sich große Unterschiede: Bei manchen bestehen Symptome aus karmischen Mustern tatsächlich ab Lebensbeginn. Menschen mit dem karmischen Muster des Erhängens kommen zum Beispiel mit einer Nabelschnurumschlingung um den Hals oder mit einem Schiefhals auf die Welt. Bei anderen manifestieren sich Symptome erst in Lebenskrisen, die als Auslöser wirken. Das können sein: Trennung der Eltern, Geburt eines Geschwisters, Einschulung, Schulwechsel, Abitur, Studienbeginn, Berufsantritt, Heirat, Geburt des ersten Kindes, schwere Krankheit, Verrentung und vieles mehr. Plötzlich treten Symptome auf, die es früher nicht gab und die auch nicht mit der aktuellen Lebenssituation erklärbar sind. Löst der Aurachirurg das karmische Muster auf, verschwinden die Symptome meist prompt wieder.

Werden karmische Muster zwingend vererbt? Die Antwort hierzu lautet: Nein! Sie lassen sich allerdings auch erwerben. Die Psychologie spricht dann von einem indirekten Psychotrauma. Wenn jemand zum Beispiel einen Film mit Hinrichtungsszenen sieht oder gar, wie selbst heute noch in manchen Weltgegenden der Fall, einer realen Hinrichtung beiwohnt, dann kann es geschehen, dass sich entsprechende Informationen in sein Unterbewusstsein einnisten und in der Folge entsprechende Symptome produzieren. Aber auch derart erworbene Muster lassen sich aurachirurgisch erfolgreich entfernen.

Ich hatte einen deutschen Diplom-Ingenieur als Patienten, der von seiner Firma für einige Jahre nach Saudi-Arabien versetzt wurde. Weil es dort an den Wochenenden nichts zu erleben gab, ging er zusammen mit seinen Kollegen zu öffentlichen Hinrichtungen. Nach einigen Wochen entwickelten sich bislang nicht gekannte Symptome: Er hatte Schlafstörungen, Engegefühl am Hals, Schluckbeschwerden, Albträume, Husten bis hin zu Würgereiz. Dies alles sind organische Ausgleiche aufgrund eines erlittenen indirekten Psychotraumas als Augenzeuge von Erhängungen.

Noch heute deuten bestimmte Ortsbezeichnungen auf einstige Hinrichtungsstätten hin, wie etwa der Galgenberg in Regensburg und in Würzburg. Es findet sich in letzterer Stadt sogar eine Bushaltestelle mit dem Namen »Letzter Hieb«, der von vergangenen Zeiten zeugt. In Ravensburg heißt ein Ortsteil »Galgenhalde«, und im Schweizer Dorf Stadel gibt es eine »Strickstraße«, die zum »Galgenbuck« führt.

Länderspezifisch, historisch und soziologisch bedingte karmische Belastungen

Das Vorhandensein karmischer Muster weist auf gewisse länderspezifische Gegebenheiten hin. Bereits C. G. Jung sprach vom kollektiven Unbewussten, und auch die aurachirurgische Praxis lehrt, dass die Patienten durch ihre Herkunft karmisch geprägt sind. Die folgende Auflistung versteht sich nicht als eine vollständige Sammlung aller diesbezüglich gegebenen Hintergründe, sondern beruht auf Erfahrungen, die aus der aurachirurgischen Praxis stammen.

Das karmische Muster der Pfählung findet sich gehäuft bei Rumänen. Hinrichtungen durch Pfählung wurden unter dem rumänischen Schreckensherrscher Vlad III. Drăculea eingeführt, wohl in der Absicht, durch grausame Tötung von Kriegsgefangenen die osmanischen Invasoren zu demoralisieren. Was schließlich gelang – allerdings sollen während dessen Regentschaft unzählige eigene Bürger auf diese Weise hingerichtet worden sein. Auch bei Menschen aus anderen südosteuropäischen Staaten findet sich das Pfählungs-Muster sehr oft.

Das karmische Muster des Köpfens tritt gehäuft bei Franzosen auf, weil in Frankreich über Jahrhunderte durch die Guillotine hingerichtet wurde. Auch in Deutschland führte man diese Art der Tötung durch, allerdings wurde überwiegend auf Erhängung und Erschießung zurückgegriffen, in der DDR bis zuletzt auf den Genickschuss.

In Spanien sowie den ehemaligen spanischen Kolonien Mittel- und Südamerikas findet sich eine Häufung des karmischen Musters der Garrotte. In Spanien wurden bis 1974 Todesurteile durch diese Methode vollstreckt. Dort regierte von 1936 bis zu seinem Tod im Jahre 1975 der Diktator Francisco Franco (Franco-Diktatur).

Nicht nur die Republik Österreich, sondern auch Länder, die der Donaumonarchie unterstanden, weisen eine weitere kollektiv bedingte karmische Belastung auf: Es ist das Muster des Lebendig-Begraben-Werdens. Darauf bin ich gestoßen, weil die Teilnehmer meiner in Österreich gehaltenen Seminare bei diesem Thema stets sehr hellhörig werden und unruhig auf ihren Stühlen hin- und herrutschen, während in Deutschland oder in der Schweiz eher neutral auf das Thema reagiert wird. Die Angst, lebendig begraben zu werden, reicht bis in das Altertum zurück, war in Österreich über Jahrhunderte präsent und spielt auch heute noch innerhalb der Familien eine Rolle, wie mir die Kursteilnehmer und auch österreichische Patienten erzählen.

Woher kommt diese ausgeprägte Furcht? Im 18. und 19. Jahrhundert publizierten österreichische Schriftsteller wie Johann Nestroy Gedichte und Romane zum Thema des Scheintodes und des daraus resultierenden Schicksals, lebendig begraben zu werden. Die Maßnahmen zu dessen Vermeidung waren ausgeklügelt und der Fantasie nahezu keine Grenzen gesetzt. In Österreich vollzog man noch bis ins 20. Jahrhundert hinein den in Graz erfundenen sogenannten Herzstich. Es gab sogar ein spezielles Gerät, das man dem Toten im Sarg auf die Brust legte: Bewegte er sich, sprang ein scharfes Eisen heraus und bohrte sich in seinen Körper.

Auch war es gute Sitte, nach der Bestattung das Grab geöffnet zu lassen und eine Leiter in die Grube zu stellen, damit ein nur vermeintlich Verblichener wieder heraussteigen konnte. Alternativ legte man dem Toten Spaten und Axt mit in den Sarg oder befestigte an seinen Fingern und Beinen eine Schnur, die durch eine Röhre lief und bei geringstem Zug die Leichenglocke zum Tönen brachte, um ihn wieder herausholen zu können.

Selbst der deutsche Schriftsteller Bertolt Brecht verfügte testamentarisch, dass man ihm nach seinem Tod, er starb 1956, noch einen Herzstich zufügen sollte. Und der dänische Schriftsteller Hans Christian Andersen legte vor dem Schlafengehen stets einen Zettel auf sein Nachtkästchen. Darauf stand: »Bitte nicht beerdigen, ich bin nur scheintot.«

Auch das karmische Muster der missglückten Flucht weist deutliche lokale Unterschiede auf: Während Menschen aus Deutschland und Österreich häufig darunter leiden, findet es sich in der Schweiz sehr viel seltener. Diese Tatsache ist ebenfalls länderspezifisch zu erklären, denn in Deutschland und Österreich leben heute die Nachkommen der vertriebenen Weltkriegsgeneration, während die Schweizer im eigenen Land blieben und nur wenige Flüchtlinge aufnahmen.

Die Aurachirurgie kennt auch das karmische Muster des Scheiterhaufens. In meinem Praxisalltag kommt es allerdings selten vor und wenn überhaupt, dann bei Frauen.

Sie träumen seit Kindheit vom Verbranntwerden und leiden bereits seit ihrer Jugendzeit unter Hitzegefühl, Schwitzattacken und sogar blasenbildenden Hauterkrankungen wie Pemphigus vulgaris.

Zudem finden sich soziologisch begründete Tötungsarten: Je nach gesellschaftlicher Schichtzugehörigkeit gab es unterschiedliche Hinrichtungsarten. Während das Erhängen die übliche Tötungsart für Bürgerliche und Bauern darstellte, war das Köpfen dem Adel vorbehalten. Ein Adliger hatte sogar Anspruch darauf, geköpft zu werden – eine Erhängung wäre unter seiner Würde gewesen. Eine Ausnahme war Klaus Störtebeker, der 1401 als Pirat verurteilt und geköpft wurde. Er war ein Bürgerlicher, wurde aber trotzdem wie ein Adliger umgebracht. Nach neuester Geschichtsschreibung soll er ein durchaus ehrenwerter Danziger Kaufmann gewesen sein, der mit seinen Kaufmannskollegen der Hamburger Hanse in Streit geraten war. Wohl aus diesem Grund gewährte man ihm das Privileg des Köpfens. Vor seiner Hinrichtung hatte Störtebeker der Legende nach mit dem damaligen Hamburger Bürgermeister Kersten Miles einen Handel geschlossen: Der Henker sollte diejenigen aus einem Spalier seiner Männer verschonen, an denen der Enthauptete noch vorbeilaufen konnte. Buchstäblich kopflos sei Störtebeker noch an elf Menschen vorbeigekommen, bis er tot zusammenbrach. Ihr Leben konnte er angeblich trotzdem nicht retten, weil Miles sein Wort nicht hielt. Ob sich die Geschichte so zugetragen hat? Die moderne Gerichtsmedizin hält sie jedenfalls für physiologisch unmöglich.

Karmische Muster haben auch eine Konsequenz auf die Berufswahl. Menschen ergreifen einen bestimmten Beruf, wohl in der Absicht, durch Ausübung der entsprechenden

Tätigkeit ihre karmischen Muster aufzulösen. Personen, die mit dem karmischen Muster des Erhängens oder des Köpfens belastet sind, wählen gern Berufe, bei deren Ausübung es einen ausgeprägten Gerechtigkeitssinn braucht: Polizist, Rechtsanwalt, Staatsanwalt, Richter und Justizangestellter. Menschen mit dem karmischen Muster der medizinischen Versuche ergreifen oft Heilberufe. Wer im feinstofflichen Körper ein Sklavenjoch mit sich herumschleppt, tendiert zu Aufgaben, wo ein hohes Maß an Pflichtbewusstsein und Detailgenauigkeit gefragt ist, etwa Steuerberater oder Buchhalter. Banker und Mitarbeiter der Finanzindustrie tragen häufig ein Armutsgelübde in sich, da sie sich in diesem Metier finanziell vermeintlich sicher fühlen. Für Personen mit dem karmischen Muster des sexuellen Missbrauchs bietet der Polizeidienst die Möglichkeit, Sexualstraftäter zu verfolgen und ihrer gerechten Strafe zuzuführen.

Eide

Der Eid oder Schwur dient der feierlichen Bekräftigung einer unbedingten, persönlichen Verpflichtung gegenüber einer Organisation oder natürlichen Person und wird oft auch heute noch vor Gott geschworen, obwohl das Versprechen sich meistens auf weltliche Dinge bezieht. So legen Präsidenten und/oder Kanzler einen Amtseid ab, manchmal mit und manchmal ohne Gottesbezug. Sie schwören, die Verfassung ihres Landes zu achten und Schaden vom Volk abzuwenden. Soldaten werden durch Fahneneid in öffentlichen Vereidigungen an ihr Land gebunden. Beamte leisten einen Beamteneid, Staatsdiener wie Richter und Notare den Eid ihrer jeweiligen Berufsgruppe.

Im Alten Testament wird »nur« gefordert, man solle nicht meineidig sein, könne einen rechten Eid aber bei Gott schwören: »Ihr sollt nicht falsch bei meinem Namen schwören; du würdest sonst den Namen deines Gottes entweihen. Ich bin der Herr.« (Leviticus 19,12)
Im Neuen Testament wird dagegen verlangt: »Ich aber sage euch: Ihr sollt überhaupt nicht schwören, weder beim Himmel, denn er ist Gottes Thron, noch bei der Erde, denn sie ist der Schemel seiner Füße, noch bei Jerusalem, denn sie ist die Stadt des großen Königs. Nicht einmal mit deinem eigenen Kopf sollst du dich verbürgen, wenn du schwörst, denn du bist nicht in der Lage, auch nur ein einziges deiner Haare weiß oder schwarz werden zu lassen. ... Euer Ja sei ein Ja, und euer Nein ein Nein. Jedes weitere Wort ist vom Bösen.« (Matthäus 5,34–37)
Sehr konkret verbindet das Alte Testament das Ablegen eines Eides mit einem ganz bestimmten Körperteil: den Hoden! Der Eidgeber legte seine Hände an die Hoden (Testikel) des Eidnehmers: »Als Abraham seinen Knecht aussandte, um eine passende Frau für seinen Sohn Isaak zu finden, forderte er ihn auf, einen heiligen Schwur abzulegen. Eines Tages sagte er zu seinem ältesten Knecht, der seinen ganzen Besitz verwaltete:
›Leg deine Hand zwischen meine Beine und schwöre mir! Versprich mir beim Herrn, dem Gott des Himmels und der Erde, dass du für meinen Sohn Isaak keine Frau auswählst, die hier aus dem Land Kanaan stammt.‹« (Mose 24,2–4)

Die Römer schworen ebenfalls bei den Hoden. Nicht umsonst bedeutet das lateinische testis sowohl Hoden als auch Zeuge. Die Wortverwandtschaft von zeugen, bezeugen und Zeugung sowie von testieren und Testament beweist die Zusammenhänge.

In der NLS-Analyse werden Informationen von Eiden auf den Drüsen gefunden, insbesondere an Hoden und Eierstöcken. Frauen sind von karmischen Belastungen durch Eide meiner Erfahrung nach weniger belastet als Männer, da Eide oft militärischen Bezug haben beziehungsweise aus der »Männerwelt« stammen. Möglicherweise wird es in Zukunft aber häufiger vorkommen, da in der westlichen Welt immer mehr Frauen dem Militär beitreten und sie immer mehr Verantwortung in Domänen übernehmen, wo auf Staat und Verfassung geschworen wird. Richterinnen und Beamtinnen von Justizvollzugsanstalten tragen häufig Eide in sich, wie ich immer wieder feststelle. Grundsätzlich können Frauen ein entsprechendes Muster aber auch von männlichen Vorfahren übernommen haben, oder die Information des Eides stammt aus einer früheren Seeleninkarnation als Mann. Energetische Spuren von Eiden finden sich zudem auf weiteren Drüsensystemen, insbesondere auf Hypophyse und Thymusdrüse, aber auch auf der Schilddrüse. Entsprechend können Eide zu Drüsenfunktionsstörungen führen.

Auch bei Eiden gibt es lokale Unterschiede. Während bei ehemaligen Wehrpflichtigen der westdeutschen Bundeswehr in der Regel keine militärischen Eide zu finden sind – sie haben keinen Eid, sondern nur ein Gelöbnis abgelegt –, existieren deren energetische Spuren bei den ehemaligen NVA-Soldaten der DDR bis heute. Ehemalige DDR-Bürger, die in die aurachirurgische Behandlung kommen, sind regelrecht geschockt, wie sehr die militärischen Eide in ihnen noch präsent sind, was ihnen keineswegs bewusst ist: Derartige belastende Informationen bleiben aber im Unterbewusstsein gespeichert und lassen sich in den Computersystemen sogar exakt messen, bis sie aurachirurgisch gelöscht sind.

Gelübde

Das Wort stammt vom Althochdeutschen *gilubida*, was »geloben« bedeutete. Auf Gelübde stößt man in der Aurachirurgie häufiger als auf Eide.

Gelübde sind feierlich abgelegte Versprechen, nach einer bestimmten Art zu leben, sich an definierte Regeln zu halten oder ein Vorhaben zu erfüllen, wie zum Beispiel eine Pilgerreise. Ein Gelübde wird mit einer Schwurformel, meist mit Gottesbezug, auf ewig abgelegt *und ist deshalb nicht durch den Tod begrenzt.* Wegen des Bezugs zu Gott wird der Mensch, der ein Gelübde ablegt, nicht nur persönlich, sondern auch »überpersönlich« in die Verantwortung genommen. Er macht sich karmisch schuldig (zum Thema Schuld später). Folgende Gelübde sind bekannt und lassen sich in der aurachirurgischen Untersuchung einzeln identifizieren und mit »chirurgischer« Präzision herausarbeiten: Armutsgelübde, Keuschheitsgelübde, Schweigegelübde, Treuegelübde, Rachegelübde, Obrigkeitsgelübde, Ordensgelübde, Schuldgelübde, Verdammungsgelübde, Bußgelübde und Selbstkasteiungsgelübde.

Auch im Buchteil »Ein Blick durch das Schlüsselloch meiner Praxis« werden wir sehen, dass Gelübde die Freiheit des Menschen selbst dann noch beschneiden, wenn die Ursache dafür in früheren Seeleninkarnationen gesetzt oder durch Vorfahren vererbt wurde.

Beispiele:

» Hat eine Person ein Schweigegelübde, so ist sie nur eingeschränkt in der Lage, ihre geistig-seelischen Themen zu erkennen und zu lösen. Der Mantel des Schweigens umhüllt ihr Unterbewusstsein. Viele dieser Menschen sind tatsächlich schweigsam, reden kaum, und wenn sie angesprochen werden, fallen die verbalen Reaktionen äußerst dürftig aus. Andere reden normal viel. Wiederum andere sprechen fortwährend (»Sprechdurchfall«, in der medizinischen Terminologie Logorrhoe genannt). Wenn man ihnen jedoch genau zuhört, ist zu erkennen, dass sie ausschließlich über Belanglosigkeiten reden und nicht über ihre seelischen Befindlichkeiten oder persönlichen Probleme.

  Bei Menschen mit einem Schweigegelübde wirken Medikamente oder medizinische Maßnahmen häufig nicht, denn sie prallen gewissermaßen am Schweigegelübde ab. So irren sie von einem Therapeuten zum nächsten, aber nirgends erhalten sie Hilfe. Was aber nicht am Therapeuten oder dessen Behandlungsmethode liegt, sondern wiederum an der Tatsache, dass deren Intervention an der »Mauer des Schweigens« beim Patienten scheitert. Dabei ist es dem Betroffenen nicht bewusst, dass es sich um ein Gelübde handelt, das ihn geistig begrenzt und in der aurachirurgischen Behandlung nicht in Resonanz treten lässt.

  Schweigegelübde wirken im energetisch-informatorischen Sinne als Verstärker: Je ausgeprägter das

Schweigegelübde, desto geringer die Möglichkeit zur geistigen Lösung und umso größer die Wahrscheinlichkeit, dass das geistige Thema über den Körper in Form von Krankheit ausgeglichen werden muss.

» Eine ähnlich verstärkende Wirkung haben Treuegelübde: Sie beschreiben die enge geistige Verbindung zwischen zwei Personen, jedoch nicht im Sinne, sich gegenseitig Freiraum zu geben, sondern im Sinne eines geistigen Abhängigkeitsverhältnisses – nicht selten mit fatalen Folgen. Trägt der Enkel ein Treuegelübde gegenüber einem Großelternteil, so erhöht sich die Wahrscheinlichkeit, dass er dessen ungelöste seelische Themen übernimmt und in Form einer Krankheit bei sich austrägt.

» Menschen mit einem Keuschheitsgelübde zeigen ganz unterschiedliche Verhaltensmuster: Manche kommen gar nicht auf die Idee, sich einen Partner zu suchen, andere gehen eine Partnerschaft ein, empfinden diese aber sehr schnell als beengend und beenden die Beziehung auch gleich wieder. Ich kenne viele Personen, die aufgrund ihres Keuschheitsgelübdes von einer Ehe in die andere gehen – keine hält. Wieder andere sind promiskuitiv, wechseln ihre Partner häufig. Nicht wissend, dass es sich um ihr Keuschheitsgelübde handelt, spüren sie unbewusst eine seelische Blockade und versuchen sie über wechselnde Beziehungen aufzulösen. Diese Menschen fallen vielfach schon durch ihr Äußeres und ihre Verhaltensweise auf: Die Palette reicht von »grauer Maus« zu »Vamp« beziehungsweise von »eingefleischter Junggeselle« zu »Gigolo«. Keuschheitsgelübde beziehen sich jedoch nicht nur auf die Sexualität, sondern auch auf den Charakter: Die davon betroffenen Personen zeichnet häufig ihr hoher Anspruch an die Reinheit des Denkens und Handelns aus.

» Selbstkasteiungsgelübde bewirken eine Form der geistigen und körperlichen Selbstbeschränkung: Die Betroffenen brauchen wenig Schlaf, sind oft Workaholics, verausgaben sich im Sport, vernachlässigen sich, essen wenig und sind nicht selten untergewichtig. Manche bleiben selbst dann schlank, obwohl sie besonders viel Nahrung zu sich nehmen – von der aber eben nur wenig vom Organismus verwertet wird. Selbstkasteiungsgelübde können sogar zu Zwangsstörungen führen.

Der Einfluss von Eiden und Gelübden auf unsere Freiheit

Eide und Gelübde beschränken immer die persönliche Freiheit eines Menschen. Bei Gelübden gesteht sich der Betroffene auf unbewusster Ebene ausschließlich bestimmte Verhaltensweisen zu. Im Falle von Eiden macht er sich aktiv selbst gar zum Befehlsempfänger – ob seitens einer natürlichen Person oder einer Institution, deren Programm oder Politik seine persönliche Entscheidungsfreiheit reduziert.

Die Intensität der energetischen Störung auf den Drüsensystemen korreliert mit der Anzahl und der Stärke der Eide und Gelübde und der daraus entstehenden Freiheitsbeschränkung, was auch in den NLS-Analysen zu sehen ist.

Wie steht es im 21. Jahrhundert um die geistige Freiheit von Ärzten?

Müssen Ärzte heute überhaupt noch Eide ablegen? Der sogenannte Eid des Hippokrates ist ein etwa 2000 Jahre alter Text, benannt nach dem griechischen Arzt Hippokrates von Kos. Er befasst sich mit verschiedenen Themen, die teilweise auch heute noch in der Medizinethik eine Rolle spielen. Den Hippokratischen Eid muss heute allerdings kein angehender Mediziner mehr leisten. Er ist auch nicht rechtswirksam. Heute wird jeder Arzt, der in Deutschland seine Approbation erhält, auf die Berufsordnung der Ärztekammer verpflichtet. Diese enthält unter anderem das »Genfer Gelöbnis«, eine modernisierte Form des alten Schwurs, wenngleich der angehende Arzt keinen ausdrücklichen Eid darauf ablegt.

Die Frage der Schuld

Neuzeitliche spirituelle Schulen behaupten immer wieder, »Schuld« existiere nicht. Dafür werden unterschiedliche philosophische Argumente bemüht. Menschlich gesehen steht dahinter wohl das Bedürfnis, sich von der »Erbschuld« freizusprechen, wie sie uns vonseiten der Kirche eingebläut wurde. Die aurachirurgische Praxis dagegen beweist: Schuld existiert sehr wohl. Sie kann sogar aus Vorleben übernommen und an Nachkommen weitergegeben werden – und immer belastet sie den Menschen. *Allerdings nicht aus moralischen und juristischen, sondern aus energetischen Gründen.*

Doch woher stammt der Begriff Schuld? Das Prinzip der Schuld und ihrer fortdauernden Wirkung aus der Vergangenheit in die Gegenwart und in die Zukunft ist uralt. Schon in der nordischen Mythologie finden sich Hinweise auf die Existenz von Schuld. Urd (Vergangenheit), Verdandi (Gegenwart) und Skuld (Zukunft) heißen dort die drei Schicksalsgöttinnen – die Nornen. Auch die alten Römer und Griechen kannten dieses Prinzip: Die römischen Parzen und die griechischen Moiren sind schicksalsbestimmende weibliche Wesen der antiken Götterwelt.

Das Wort »Schuld« leitet sich ab von *skuld* – also Zukunft. Es bedeutet offenbar innerhalb der nordischen Schicksalsvorstellungen »das der Vergangenheit Geschuldete«. Schuld ist das Geschehen, das noch zu geschehen hat, weil es aufgrund des Vergangenen und des Gegenwärtigen nicht anders geschehen kann.

Um das Phänomen der Schuld zu verstehen, müssen wir uns mit den Begriffen von Polarität und Sünde auseinandersetzen.

Was ist Polarität?

Polarität ist die Zweiheit von gleichwertigen, sich gegenseitig ergänzenden Polen. Gründend im Gedanken vom natürlichen Gleichgewicht der göttlichen Ordnung ist sie das Grundprinzip der Schöpfungsdynamik und Ausdruck der ursprünglichen Harmonie der materiellen Welt. Beispiele für Polarität sind: maskulin und feminin, Ursache und Wirkung, Subjekt und Objekt, positiv und negativ, Schöpfung und Auflösung, Sonne und Mond, Ein- und Ausatmen – und auch Anspannung im Beruf und Entspannung in der Freizeit.

Im *Sandokai*, einem der wichtigsten Texte des Zen-

Buddhismus, heißt es: »Licht und Dunkel stehen einander gegenüber. Doch das eine hängt ab vom anderen wie der Schritt des rechten Beines von dem des linken.«

Solange wir Menschen auf der Erde als irdische Wesen aus Fleisch und Blut leben, unterliegen wir dem Prinzip der Polarität.

Was ist Sünde?

»Sünde« ist seit vielen Jahrhunderten ein moralisch bewerteter und bewertender Begriff. Im Sinne der grundlegenden Botschaft unseres Buches, einen Beitrag zur Wiederherstellung der inneren und der daraus folgenden äußeren Freiheit des Menschen zu leisten, wollen wir auf die ursprüngliche Bedeutung des Wortes hinweisen – so, wie es einst gemeint war. In der biblischen Originalsprache Altgriechisch zeigt es sich am Begriff Sünde: *hamartia* übersetzt die Theologie mit »Sünde«, das entsprechende Verb *hamartanein* mit »sündigen«. Die wörtliche Übersetzung aber lautet: »den Punkt verfehlen, das Ziel nicht erreichen«. Im eigentlichen Wortsinn liegt demnach nichts moralisch Bewertendes, Moralisierendes im Sinne einer »Verfehlung«. *Fehler* wäre wohl die passendere Übersetzung, wenn es um menschliches Verhalten geht. »*Irren ist menschlich*«, sagt schon der Volksmund. Leider haben die christlichen Schriftgelehrten hier wohl schon sehr frühzeitig das Ziel verfehlt, indem sie den zugrunde liegenden Begriff mit einer moralischen Bewertung versahen, im Sinne von »etwas Böses tun«.

Nicht zufällig wohl sind »Sünde« und »Sonderung« im Deutschen unmittelbar sprachverwandt. Wäre also im ursprünglichen Sinn mit »Sünde« so etwas wie *Absonderung von der Einheit* gemeint gewesen? *Den Punkt verfehlen* bedeutet, im übertragenen Sinn gesprochen, letztlich das Gleiche, denn der Punkt ist das Symbol der Einheit schlechthin. Wir Menschen jedoch leben in einer Welt der Polaritäten und unsere Gedanken können »Einheit« nicht denken, sosehr wir uns auch bemühen. In der Bergpredigt gibt Jesus einen Hinweis, dass bereits ein Gedanke das gleiche Gewicht habe wie seine Umsetzung in die Tat. Es ist eine Illusion zu meinen, in der Polarität das letztendliche Ziel der menschlichen Entwicklung – die wiedergewonnene Einheit mit dem Göttlichen – zu erreichen.

Die Polarität zwingt den Menschen, auf seinem Lebensweg gegensätzliche Erfahrungen zu machen, bis er alle Aspekte erlebt, verarbeitet und integriert hat, um vollkommen zu werden.

❖ »Sünde« ist unvermeidbar, denn jedes menschliche Tun und Lassen ist in der Polarität gefangen. Und »Schuld« ist und bleibt ein Faktum – aber nicht im moralischen, sondern *im energetischen Sinn.*

Die Kirche hat den Begriff der Sünde im Laufe der Jahrhunderte an sich gerissen, für sich vereinnahmt, umgedeutet und moralisch bewertet. Sie hat den Menschen eingeredet, Sünde sei Böses tun. Ja, sie hat Sünde sogar monetarisiert und zu einem – ihrem – Geschäftsmodell gemacht: Wir Menschen hätten Sünden begangen, damit Schuld auf uns geladen und könnten uns durch Ablasshandel wieder freikaufen. Über Jahrhunderte bestand Konsens darüber, dass nur die Kirche in der Lage sei, Sünden zu erlassen. Das führte zu einer massiven geistigen Unfreiheit und Armut bei den Gläubigen.

Nachdem wir jetzt um die Begriffe von Polarität und Sünde wissen, kommen wir zurück zur Schuld. Schuld bedeutet nichts anderes, als dass sich der Mensch nicht in seiner geistigen Mitte befindet. Das belegt schon unser Sprachgebrauch:

»Ich stehe neben mir.«

»Ich habe meine Mitte verloren.«

»Ich bin nicht zentriert.«

»Es hat mich aus der Bahn geworfen.«

Redensarten, die jeder von uns schon gebraucht hat, wenn er das Gefühl hat: *Ich bin nicht ich selbst.*

Solange der Mensch beide Pole innerhalb der Polarität lebt, bleibt er in seiner geistigen Mitte. Arbeitet er zum Beispiel viel, braucht er als Ausgleich ausreichend Freizeit und Erholung. Folgt er diesem Prinzip nicht, gerät er ins Ungleichgewicht, weil er eine Polarität zu stark lebt und die andere vernachlässigt. Er gerät aus seiner Mitte und wird im schlimmsten Fall krank.

Wo die Mitte fehlt, da fehlt die Balance zwischen zwei Polen. Jede Entscheidung, unabhängig von der Richtung, zieht eine karmische Verantwortung nach sich. Und diese muss – zur Gegenseite hin – irgendwann auch ausgeglichen werden. Die Konsequenzen erfolgen sehr wohl – ob nun in diesem Leben oder in einem künftigen.

Wir Menschen können Schuld anhäufen und intensivieren: Je energetisch potenter die Taten, aber auch die Worte, Gefühle und Gedanken der Vergangenheit und Gegenwart, umso größer deren Auswirkungen auf die Zukunft. Wohlgemerkt nicht im Sinne einer moralischen Bewertung durch eine höhere Instanz (Gott oder Kirche beziehungsweise Glaubensgemeinschaft), sondern rein aufgrund der energetischen Potenz.

Hinrichtungen, Folterungen, Misshandlungen und sexueller Missbrauch, aber auch die eben beschriebenen Eide und Gelübde haben ein energetisches Potenzial, das generationsübergreifend als karmisches Muster wirksam bleibt.

❖ Schuld macht arm und krank. Schuld fesselt, knebelt und knechtet. Schuld macht unfrei! Sie steuert, manipuliert und führt in die Selbstsabotage bis hin zur Besetzung. Genau da setzt Aurachirurgie an: Die innere Befreiung durch die aurachirurgische Löschung von Schuld führt den Menschen in die äußere Befreiung und damit in die Freiheit.

Die Seele inkarniert so oft, bis der mit ihr verbundene feinstoffliche Körper alle Polaritäten durchlebt hat, in die geistige Mitte zurückkehrt und damit frei ist von Schuld.

Darum macht Schuld unfrei

Je größer die Schuld, umso stärker das Leiden, ob seelisch, körperlich oder gar beides. Dass Schuld in der NLS-Analyse auf dem Hypothalamus am deutlichsten nachweisbar ist, ist kein Zufall: Der Hypothalamus ist ein Teil des Zwischenhirns, von dem alle hormonellen Steuerungen koordiniert werden, und bildet somit die zentrale Steuerungseinheit im Körper. Etwas überspitzt kann man sagen: Schuld steuert den gesamten Organismus. Wem oder welcher Institution es gelingt, den Menschen in die Schuld zu bringen und ihn darin gefangen zu halten, besitzt die Oberhoheit und Gewalt über ihn.

Wie nun lässt sich etwas so Subtiles wie Schuld – ob ererbt oder selbst erworben – in der Aura spürbar machen beziehungsweise spüren? Dazu steht der Therapeut hinter dem Patienten und bewegt seine Hand im feinstofflichen Körper von dessen Kreuzbein, was bei diesem eine Resonanz in Form eines diskreten Ziehens, Stechens, Drückens oder Kribbelns auslöst. Manche Menschen beginnen sogar zu schwanken.

Schuld kann in der aurachirurgischen Diagnostik auch durch das Surrogat Anatomieatlas spürbar gemacht werden. Patient und Therapeut sitzen sich gegenüber. Ersterer hält den Anatomieatlas mit der Abbildung des Kernareals des Hypothalamus auf seinem Schoß. Übt der Therapeut auf das Bild leichten Druck aus, entsteht beim Patienten im Zentrum seines Kopfes eine Resonanz in Form eines leichten Ziehens, Stechens, Drückens oder Kribbelns, just im Hypothalamus, wo die Schuld informatorisch gespeichert ist. Durch aurachirurgische Programmierung mithilfe einer Injektion der imaginierten Umkehrinformation in die Abbildung im Anatomieatlas (näher beschrieben bei den Fallbeispielen) und Harmonisierung mit der 432-Hertz-Stimmgabel wird die Schuld eliminiert und die geistige Belastung genommen. Der Mensch kommt wieder in seine geistige Mitte.

Schuld kann auch durch **Adoption** entstehen: So lässt sich bei der leiblichen Mutter und beim zur Adoption freigegebenen Kind nicht selten eine schwere energetische Störung auf dem Hypothalamus nachweisen. Warum ist auch das Kind von Schuld betroffen? Die Erfahrung zeigt, dass es die Schuld von der Mutter übernommen hat, weil diese durch die Freigabe ihres Kindes aus ihrer geistigen Mitte gefallen ist. Diese Schuld bleibt bei beiden bestehen und kann lebenslang in der NLS-Analyse gemessen werden. Die aurachirurgische Behandlung von Mutter und Kind führt zur Löschung ihrer beider Schuld.

Gibt es eine Wechselwirkung zwischen Eiden beziehungsweise Gelübden auf der einen und Schuld auf der anderen Seite?

Ja, und zwar in zwei denkbaren Varianten. Legt der Mensch einen Eid oder ein Gelübde ab, verschreibt er sich damit selbst einen neuen Wertekodex. Innerhalb der Polarität verleiht er folglich einer Seite dauerhaft mehr Gewicht, verliert durch das Ungleichgewicht an Freiheit und gerät geistig aus seiner Mitte. Es entsteht Schuld.

Hält er sich nicht an seinen neuen Wertekodex, dann verstößt er gegen seine selbst auferlegten Eide und Gelübde und gerät noch tiefer in die Schuld. Wie man es auch dreht und wendet: Eide und Gelübde binden und reduzieren die persönliche Freiheit. Sie erzeugen Schuld, ob man sich nun an die selbst auferlegten Pflichten hält oder gegen sie verstößt. Die aurachirurgische Löschung von Eiden und Gelübden eliminiert die Schuld, bringt den Betroffenen wieder in seine Mitte und zurück in seine Freiheit.

Wie verhält es sich bei **Abtreibungen**? Hier entsteht bei der Mutter unter Umständen eine ebenso schwerwiegende energetische Belastung durch Schuld – in der NLS-Analyse wäre sie als Störung auf dem Hypothalamus messbar. Die Schuld wiederum erzeugt bei der Mutter im schlimmsten Fall Autoimmunkrankheiten oder gar Tumore.

Doch auch die nachgeborenen Kinder können unter einer Abtreibung leiden. Sie übernehmen die Schuld des abgetriebenen älteren Geschwisters, wobei die Schuld sowohl vom ungeborenen Kind selbst als auch von der abtreibenden Mutter stammen kann. Denn beide, das ungeborene Kind wie auch die Mutter, haben durch die Abtreibung die geistige Mitte verloren und Schuld angehäuft, was informatorisch auf die nachgeborenen Kinder und sogar deren Nachfahren karmisch übertragen werden kann. In diesem Sinne handelt es sich um eine übernommene Schuld. Die Beschwerden bei den nachgeborenen Kindern reichen von Schlafstörungen bis hin zu Psychosen in Form von Depression oder gar Schizophrenie.

Gilt dieses Prinzip auch, wenn die Mutter schon Kinder hat und eine nachfolgende Schwangerschaft abbricht? Übernehmen die bereits lebenden Kinder ebenfalls eine Schuld? Die NLS-Analyse liefert hier eindeutige Aussagen: Die abtreibende Mutter gerät in die Schuld, nicht aber die bereits geborenen Kinder.

Schuld kann **Selbstsabotagen** verursachen: Jemand, der sich nicht mehr in seiner geistigen Mitte befindet, ist auch nicht mehr Herr über sein Denken und Handeln. Er kann sein Leben nicht selbstbestimmt und souverän führen und ist Opfer seiner Schuld. Wie schon Jesus sagt: »Wahrlich, wahrlich, ich sage euch: Wer Sünde tut, der ist der Sünde Knecht.« (Johannes 8,34)

Als daraus resultierende Folge können dem Betreffenden rätselhaft erscheinende Missgeschicke widerfahren. Wird die Schuld aurachirurgisch aufgelöst, verschwindet die Selbstsabotage und damit auch die Neigung zu unerklärlichen, ungeklärten und »zufälligen« Unfällen.

Kurzbeispiele für Selbstsabotagen aus der Praxis:

» Stefan bringt schulisch und in seiner Ausbildung nichts auf die Reihe. Er lernt zwar viel, scheitert aber immer wieder in den entscheidenden Prüfungen oder wird zum Prüfungstermin krank.

» Thorsten bleibt auf der Karriereleiter hängen. Steht eine Beförderung an, wird ihm jemand vorgezogen. Er beginnt einen Job nach dem anderen, weil die Unter-

nehmen in Konkurs gehen. Seine Projekte scheitern, obwohl sie zunächst vielversprechend starten, aber kurz vor Abschluss verliert der Vertragspartner das Interesse.
» Madeleine verlegt regelmäßig Geldbeutel, Handy, Schlüssel und andere wichtige Gegenstände des täglichen Lebens.

Personen, die sich aufgrund des Verlusts ihrer geistigen Mitte in schwerer Schuld befinden, etwa Drogenabhängige und Alkoholiker, sind aus energetisch-informatorischer Sicht verletzlich und offen für **Besetzungen.** Besetzungen schränken den freien Willen ein und binden unseren Geist. Die Aurachirurgie unterscheidet zwischen eigenenergetischer und fremdenergetischer Besetzung. Die eigenenergetische Besetzung charakterisiert sich durch fixe Gedanken, um die der Betroffene Tag und Nacht kreist und die sein Verhalten beeinflussen, steuern und determinieren. Eine fremdenergetische Besetzung definiert sich als geistige Inbesitznahme durch eine andere Person oder durch eine erdgebundene Seele. Besetzungen manifestieren sich auf der Zirbeldrüse und können dort als energetische Störung in der NLS-Analyse nachgewiesen werden.

Sexueller Missbrauch hat eine hohe energetische Potenz und führt zu einem Verlust der geistigen Mitte. Das betrifft sowohl Opfer als auch Täter. Dass sich beim Opfer eine Schuld nachweisen lässt, obwohl es nach moralischem Verständnis eigentlich unschuldig ist, erscheint paradox und ist nur aus energetischer Sicht zu verstehen. Deshalb lässt sich in den NLS-Analysen von Opfern mit der karmischen Belastung des sexuellen Missbrauchs entweder im Vorleben und/oder im aktuellen Leben regelhaft das karmische Muster der Schuld finden. Je größer die messbare Schuld in der NLS-Analyse, desto ausgeprägter der Drang nach Auflösung des karmischen Musters und umso dringender der Wunsch, einen entsprechenden Beruf zu ergreifen, der die Person in die Lage versetzt, sie abzutragen und aufzulösen.

Es ist erschütternd, wie viele Menschen bei der kinesiologischen Testung resonant auf das karmische Muster des sexuellen Missbrauchs reagieren, und zwar Frauen wie Männer. Zumeist handelt es sich aber nicht um selbst erlebte sexuelle Missbräuche, sondern um epigenetisch – informatorisch – übernommene Muster von Vorfahren, zumeist von einem Großelternteil, oder sie stammen aus eigenen früheren Seeleninkarnationen. Sind Frauen betroffen, liegt der Ursprung meist bei den Großmüttern mütterlicherseits. Ich kenne aber auch Patientinnen, bei denen die Information des sexuellen Missbrauchs von männlichen Vorfahren herrührt. Analog gelten diese Vererbungsprinzipien auch für Männer.

In der NLS-Analyse zeigen sich energetische Störungen bei Frauen im Bereich der Vagina und des Enddarms, bei Männern im Enddarm. Sexuelle Missbräuche verursachen schwere Schuldbelastungen – und zwar bei Täter wie Opfer: Denn beide fallen aus ihrer geistigen Mitte. Zusätzlich zur Schuld finde ich bei sexuellen Missbräuchen Keuschheits-, Schweige- und Rachegelübde, in seltenen Fällen auch Selbstkasteiungsgelübde. So wie die Schuld stammen Gelübde meist von den Vorfahren oder aus früheren Seeleninkarnationen. Nur selten wurden diese Informationen in diesem Leben erworben. Das Keuschheitsgelübde symbolisiert die Abneigung gegen Sexualität aufgrund des erlebten Missbrauchs, das Schweigegelübde die Unfähigkeit, über das Erlebte zu sprechen, das Rachegelübde das ewige Versprechen, am Peiniger Rache zu üben. Das Selbstkasteiungsgelübde führt dazu, sich selbst zu bestrafen, zu kasteien und keine attraktiven Körperformen zu entwickeln, um erneuten sexuellen Übergriffen aus dem Weg zu gehen.

Häufig lässt sich der Verdacht auf sexuellen Missbrauch bereits durch Blickdiagnose stellen: Es sind vielfach Menschen mit angeborenen Hüftluxationen (angeborene Deformität des Hüftgelenks) als Ausdruck eines schweren Abwertungskonflikts durch sexuellen Missbrauch, oft verbunden mit einem disproportionierten Übergewicht, bei dem die Hüftregion deutlicher betroffen ist als der restliche Körper. Im übertragenen Sinn ist das der unbewusste Versuch einer »Panzerung« als Schutz vor erneuten sexuellen Übergriffen. Oft leiden die Betroffenen unter einem Lipödem, bei dem durch übermäßige Einlagerung von Fettgewebe und Wasser im Bereich von Oberschenkeln und Becken der Versuch einer Polsterung und damit eines Schutzes umgesetzt wird.

Sexueller Missbrauch löst einen **Revierverlustkonflikt** aus, der sich bei Frauen typischerweise im Gebärmutterhals in Form von Zellatypien (Abweichen von der Norm von Zellen oder Geweben als mögliche Tumorvorstufen) oder gar als Gebärmutterhals-Karzinom ausgleicht. Oft schildern Patientinnen emotional bewegt ihre oft weit in die Kindheit zurückreichende Angst vor Vergewaltigungen. Sie träumen von sexuellen Übergriffen, fühlen sich unter Männern unwohl, haben Angst vor Dunkelheit oder bei Waldspaziergängen und leiden unter Einschlafstörungen. Oder sie wurden in diesem Leben ebenfalls schon vergewaltigt, was bestätigt, dass sich karmische Muster in Familiensystemen wiederholen.

Das Hirnrelais des Revierverlustkonflikts liegt auf der Großhirnrinde, kann aurachirurgisch in Resonanz gebracht und entsprechend umprogrammiert werden, was zur Löschung des Konflikts im feinstofflichen Körper führt. Das karmische Muster des sexuellen Missbrauchs und die daraus resultierende Schuld sowie die Gelübde werden aurachirurgisch bearbeitet und durch das Segnungsritual für Opfer und Täter aufgelöst.

Wie **Sucht** und **Schuld** zusammenhängen, macht die Aurachirurgie ebenfalls deutlich. Je höher das Abhängigkeitspotenzial einer Substanz, desto mehr gerät der Konsument aus seiner geistigen Mitte und somit in die Schuld. Die einzelnen Substanzklassen, ob Alkohol, Haschisch, Marihuana, Kokain, LSD oder Heroin, Ecstasy, aber auch zentralnervös wirksame Medikamente wie Tranquilizer oder Antidepressiva lassen sich kinesiologisch wie auch in der NLS-Analyse exakt differenzieren. Die energetischen Störungen finden sich vorzugsweise auf dem Hirnstamm, dem Zentrum für Atemregulation, Blutdruckregulation und andere vegetative Funktionen. Das erklärt die Atemstörungen und vegetativen Entgleisungen bei Drogenmissbrauch.

Noch Jahrzehnte später finde ich bei meinen Patienten entsprechende energetische Belastungen auf dem Hirnstamm. Die sich daraus ergebende Schuld – der Fall aus der geistigen Mitte – erzeugt Existenzängste und verhindert die Verwirklichung von Lebenskonzepten und Lebensträumen, wie mir immer wieder berichtet wird. Es kommt zu Selbstsabotagen: Vorhaben misslingen, Projekte scheitern, ohne ein für den Betroffenen erkennbares

»Warum«. Häufig werde ich gefragt, ob der Missbrauch von Substanzen aller Art per se karmisch sei und »wegoperiert« werden könne. Meiner Erfahrung nach suchen die Betroffenen einen Weg aus ihren karmischen Belastungen und geraten in die Sucht. Der Substanz-Gebrauch dient als Ventilfunktion, die Sucht als Suche nach einer Lösung. Die Analogie aus Sucht und Suche zeigt sich schon am gemeinsamen Wortstamm.

Je mehr karmische Muster in einem Menschen wirken, umso größer der Drang nach Ausgleich über eine Droge. Löst man die karmischen Muster nach aurachirurgischen Prinzipien, reduziert sich das Verlangen nach Substanzmissbrauch. Umkehrt lässt sich die Frage nach Sinn und Wirksamkeit herkömmlicher Entzugs- oder Entwöhnungsprogramme stellen: Ohne die Auflösung der karmischen Grundthemen kann sich der Mensch nur schwerlich aus seiner Abhängigkeit befreien.

MIASMATISCHE MUSTER

Entstehen karmische Muster aus belastenden Erlebnissen, so stammen miasmatische Muster aus Infektionskrankheiten unserer Vorleben (unserer Vorfahren oder unserer früheren Seeleninkarnationen).

Das aus dem Altgriechischen stammende Wort »Miasma« bedeutet wörtlich »übler Dunst, Verunreinigung, Befleckung« und wurde durch den griechischen Arzt Hippokrates von Kos geprägt. Seiner Meinung nach sind Miasmen »giftige Energien, die aus unterschiedlichsten Quellen stammen können, von Menschen eingeatmet und verbreitet werden«. Letztlich beschrieb Hippokrates das, was wir heutzutage als Infektionsübertragung zwischen Lebewesen kennen. Die damalige Medizin kannte keine Mikroorganismen, wusste aber sehr wohl um deren Übertragbarkeit. Die Homöopathie übernahm den Begriff und beschreibt damit weniger einen biologisch-medizinischen Vorgang der Krankheitsübertragung als vielmehr die geistig-emotionale Wirkung auf Lebewesen. Ja, sie kennt sogar die Möglichkeit der Vererbung von Informationen, die von einst erlittenen Infektionskrankheiten herrührten und als solche in Folgegenerationen zu den identischen Symptomen führen können.

Das Risikoempfinden eines Menschen mit dem miasmatischen Muster der Syphilis ist sehr viel geringer ausgeprägt als bei einem miasmatisch Unbelasteten. Entsprechend steigt die Wahrscheinlichkeit für Unfälle mit daraus resultierenden Schreckkonflikten, die sich in der Folge zum Beispiel als ALS (amyotrophe Lateralsklerose, eine unheilbare, schwere Erkrankung des Nervensystems; es werden dabei zunehmend vor allem motorische Nervenzellen geschädigt – also Nervenzellen, die für die Kontrolle und Steuerung von Muskeln und Bewegungen zuständig sind) ausgleichen können.

Die Aurachirurgie weiß nicht nur um die in der Homöopathie beschriebenen vier miasmatischen Belastungen wie Syphilis, Gonorrhoe, Krätze und Tuberkulose, sondern kennt darüber hinaus vererbbare Informationen weiterer Erreger wie Streptokokken, Staphylokokken und viele mehr. Jeder biologische Erreger ist nicht nur ein morphologisches System, sondern trägt spezifische Informationen in sich, die auch nach Zerstörung der Erregerzelle bestehen bleiben und epigenetisch weitergegeben werden können. Miasmatische Informationen verursachen dabei nicht nur Symptome auf körperlicher Ebene, sondern beeinflussen auch unser Verhalten und folglich unseren Lebensweg.

Mikroben sind keineswegs immer nur Ursache von Krankheiten, vielmehr übernehmen sie in unserem Organismus überlebenswichtige Aufgaben. Milliarden von Mikroorganismen bevölkern zum Beispiel unseren Darm. Sie bilden unser sogenanntes Mikrobiom, ohne das wir nicht verdauen könnten. Weniger bekannt

dagegen ist, dass als schädlich betrachtete Erreger als symbiotische Organismen zugrunde gegangenes organisches Material abbauen und zur Gesundung beitragen. Ein Mensch mit 70 Kilogramm Körpergewicht besteht nach Schätzungen von Wissenschaftlern aus 30 Billionen Körperzellen und 39 Billionen Bakterien. Somit übersteigt die Zahl der Bakterienzellen die der Körperzellen.
Siehe www.infomedizin.de/news/bericht/590-mikroben-bakterien-mensch/

INTERAKTIONEN VON INFORMATORISCHEN STÖRUNGEN

Informatorische Störungen werden durch karmische Muster, miasmatische Belastungen und Konflikte verursacht. Jeder der drei genannten Aspekte kann einzeln für sich wirken und zu Krankheiten führen. Häufiger finden sich jedoch Kombinationen aus zwei oder drei Einflussfaktoren.

Menschen beispielsweise, die das karmische Muster des Sklavenjochs, des Pressens oder des Prangers in sich tragen, sind für Abwertungskonflikte empfänglich, ja, oft »betteln« sie sogar darum, eine Erniedrigung zu erfahren. So erleiden sie nicht nur häufiger einen Abwertungskonflikt als karmisch unbelastete Menschen, sondern empfinden diesen auch emotional heftiger. Entsprechend wird der Konflikt unterschiedlich verarbeitet: Die »Freien« setzen sich zur Wehr und »schlagen zurück«, die davon Betroffenen ergeben sich ihrem Schicksal, haben einen Selbstwerteinbruch und zerbrechen unter Umständen emotional daran. Je stärker die karmische Vorbelastung, desto größer die Wahrscheinlichkeit, den entsprechenden Konflikt zu erleiden und daran auch zu erkranken. Ein Abwertungskonflikt gleicht sich auf organischer Ebene aus und kann zu Schulterschmerzen, Hüftschmerzen oder Bandscheibenvorfällen führen.

Ein Reviermarkierungskonflikt, getriggert durch das karmische Muster der medizinischen Versuche, führt oftmals zu Harnblasenentzündungen.

Ein Sprachlosigkeitskonflikt, der sich den körperlichen Ausgleich über die Bronchialschleimhaut sucht, wird durch ein vorbestehendes tuberkulöses Miasma der Bronchien und der Lunge verstärkt, was zu schweren Bronchitiden und Lungenentzündungen führen kann. Denkbar ist gar noch eine zusätzliche Verstärkung der energetischen Wirkung durch ein vorbestehendes Schweigegelübde, was wiederum den Sprachlosigkeitskonflikt triggert.

Alle Varianten sind möglich: Menschen erkranken an den Folgen karmischer und miasmatischer Belastungen ohne Beteiligung eines dadurch ausgelösten Konflikts. Oder sie erleiden einen Konflikt, obwohl sie karmisch oder miasmatisch unbelastet sind.

Danken und Segnen – der Königsweg zur Heilung

Die emotionale Intensität, die ein Mensch erlebt, wenn er plötzlich und überraschend mit seinen Mustern und Konflikten konfrontiert wird, birgt den Schlüssel zur Heilung. Die aurachirurgische Analyse identifiziert die Ursachen der seelischen Last und führt sie vom Unterbewusstsein ins Bewusstsein. Das ist der Grund, warum es während meiner Behandlungen oft zu Gefühlsausbrüchen kommt. Die Menschen »schmelzen dahin«, viele weinen. Sie erinnern sich plötzlich an Begleitumstände, die sie konsequent verdrängt hatten, legen erschütternde Bekenntnisse ab, um sich von ihrem Seelenballast zu befreien. Es widerstrebt mir, solche Reaktionen psychologisch als »Dekompensation« zu sehen. Nein, vielmehr ist es eine emotionale »Kernschmelze«, die eine ungeheure Energie freisetzt und mithilfe des Aurachirurgen »umgepolt« werden kann. So kommt Heilung zustande!

Das Segnungsritual ist ein essenzieller Bestandteil der aurachirurgischen Behandlung. Es folgt einem festgelegten Ablauf: Sind Eide und Gelübde identifiziert worden, so beurkundet der Patient deren Auflösung. Danach holt er sich den Verursacher seiner karmischen Belastung ins Bewusstsein, dankt ihm und segnet ihn:

> **»Ich sage Ja zu meiner Vergangenheit,**
> **lasse sie dankbar los und segne sie.«**

Mit diesen Worten lässt sich die energetische Störung transformieren und auflösen. Erst dann entsteht jene Heilenergie, derer wir Menschen im Krankheitsfall bedürfen, weil wir aus eigener Kraft unsere Beschwerden, Muster und Konflikte nicht lösen können.

Die Kunst des Aurachirurgen besteht darin, so präzise und eindeutig wie möglich die belastenden Ursachen und ihre Zusammenhänge herauszuarbeiten und vom Unterbewusstsein ins Bewusstsein zu bringen. Umso erfolgreicher wird die Auflösungsprozedur und umso befreiender wirkt sie. Umgekehrt scheitert die Segnung, wenn die geistigen Ursachen nicht einzeln identifiziert worden sind – oder wenn der Patient in Unkenntnis der tiefen geistigen Ursachen die Auflösungsurkunde ohne innere Anteilnahme unterschreibt.

Warum Segnung und nicht Vergebung?
Energetisch gesehen ist »Schuld«, wie bereits dargelegt, keine Frage der Moral, sondern ein Resultat von aus dem Gleichgewicht geratener Polarität. Schuld dem Schuldigen zuzuweisen, rückt nichts zurecht, es zementiert nur das Ungleichgewicht zwischen Schuldigem und Opfer. Wer sagt: »Du hast Schuld aufgeladen, die ich dir vergebe«, stellt sich über den Peiniger und maßt sich die Position göttlicher Gerechtigkeit an. »Richtet nicht, auf dass ihr nicht gerichtet werdet.« (Matthäus 7,1)
Eine Segnung hingegen erfolgt auf Augenhöhe. Das Opfer erkennt den Konflikt an, ordnet ihn geistig ein, bewertet ihn aber nicht. Eine Segnung vertraut der göttlichen Gerechtigkeit und gibt an sie ab.
Lassen wir uns also von Herzen darauf ein, alle uns belastenden Menschen und all das, was uns begrenzt, einengt, niederschlägt – und krank gemacht hat –, zu segnen! Nur so können wir Frieden schließen und innere Freiheit erlangen. Und ja, auch wir selbst und sogar unsere erkrankten Organe sind aus vollem Herzen zu segnen. So erstarken wir geistig und erfahren Heilung.

Ablehnung bindet – Liebe macht frei. Häufig berichten mir Patienten, dass sich nach diesem Ritual das Verhalten derer änderte, die sie gesegnet hatten. Als sei eine liebevolle höhere Hand im Spiel, die die Wege von uns Menschen auf wundersame Weise begleitet.

EIN BLICK DURCH DAS SCHLÜSSELLOCH MEINER PRAXIS

Was für Skeptiker wie reine Suggestion wirkt, weil mit Operationsbesteck in der Luft geschnitten, gehebelt, gespannt, versetzt, gerichtet sowie schließlich vernäht wird: Trotzdem haben all diese aurachirurgischen Maßnahmen eine reale energetische Wirkung auf Körper, Seele und Geist.

❖ Aurachirurgie erzeugt eine direkte und unmittelbare Veränderung auf unterbewusster Ebene.

Denn nur wenn die karmischen und miasmatischen Muster und Konflikte nicht mehr existieren – aus dem feinstofflichen Körper gelöscht sind –, kehren wir in unsere geistige Mitte zurück und denken, handeln und leben selbstbestimmt.

Wie ein junger Skistar wieder Siege einfährt

Die 18-jährige FIS-Skirennläuferin wird vom Orthopäden nach umfangreicher Diagnostik heimgeschickt. Ihrem lädierten Knie würde eine Operation leider nicht helfen: »Am besten bandagieren, hochlegen und eine längere

Pause akzeptieren«, rät er. Andrea, ein Ausnahmetalent in ihrer Altersklasse, will sich aber nicht die Chance nehmen lassen, weiter Weltcup zu fahren. Man setzt große Hoffnung auf sie, denn trotz ihrer Jugend hat sie in dieser Saison schon mehrere erste Preise eingeheimst. Sie will unbedingt so schnell wie möglich wieder am Start sein!

»Ich kann jetzt doch nicht einfach daheim herumliegen und Löcher in die Luft starren!«

Sie wirft mir einen ängstlich-hoffnungsvollen Blick zu, als sie, schwer auf ihre Krücken gestützt, in meine Praxis humpelt.

Der Rennsportleiter des Skiverbands steht neben ihr. Seine Anwesenheit unterstreicht wohl die Wichtigkeit der Untersuchung. Was war der Auslöser ihres Sturzes?

»Ich bin beim Slalomfahren in einer Rechtskurve instabil geworden, an einer Stange hängen geblieben und gefallen.«

Jetzt schaltet sich ihr Begleiter ein. Seiner Meinung nach erkenne man doch sehr einfach, ob jemand als Skirennläufer Spitzenleistungen erreichen wird: Man müsse sich nur in das Starthäuschen stellen und von oben beobachten, wie er um die ersten Slalomstangen herumfahre. Stehe er links wie rechts zentriert auf den Skiern, so sei das ein vielversprechendes Zeichen, denn dann halte er sie in den Kurven beidseitig parallel. Bei einer links- oder rechtsseitigen koordinativen Schwäche dagegen müsse er den Bergski leicht anstellen und verliere deshalb in jeder zweiten Kurve wertvolle Zeit.

Keine Aussage, die Andrea beruhigt. Im Gegenteil. Wie ertappt blickte sie zu Boden:

»Wenn ich stürze, dann immer bei den Rechtskurven, da bin ich tatsächlich längst nicht so stabil wie auf der anderen Seite. Ich habe derart viel trainiert, bekomme diese Schwäche aber einfach nicht weg.«

Diagnose

Ich beginne bei Andrea mit der aurachirurgischen Testung und werde beim karmischen Muster der missglückten Flucht – der Ursache für die Knieverletzung – fündig: eine deutliche Seitendifferenz im Stellversuch zuungunsten der rechten Seite.

Bei dieser Testung stellt die Patientin den rechten Fuß schräg vor den linken, dreht den Oberkörper etwas nach links zur Seite und wird von mir zwischen ihren Schulterblättern angestoßen. Hält sie dem Stoßimpuls statt, ist der Befund negativ: Sie trägt dieses Muster nicht in sich. Kippt sie nach vorn, ist der Befund positiv. Dann erfolgt die gleiche Testung zur Gegenseite; diesmal stellt sie den linken Fuß schräg vor den rechten und dreht den Oberkörper leicht nach rechts. Erneut gebe ich der Patientin zwischen den Schulterblättern einen leichten Schubs. Typischerweise weist ein Mensch mit dem Muster der missglückten Flucht eine Instabilität (»Fallneigung«) zu einer Seite hin auf. Dies ist die energetisch schwache Seite.

Hintergrund

Flucht und Verfolgung sind in der Menschheitsgeschichte ein großes Thema. Laut *Mid-Year Trends Report* des UNHCR von 2022 beträgt die Zahl der gewaltsam vertriebenen Menschen weltweit rund 103 Millionen. Wie hoch die Zahl aller jemals vertriebenen und geflüchteten Menschen in der Vergangenheit ist, mag man sich gar nicht ausmalen.

Das karmische Muster stammt meist aus einer Flucht im Vorleben, ist entweder ererbt von den Vorfahren oder übernommen aus einer früheren Seeleninkarnation. Unabhängig davon, warum ein Mensch dieses Muster in sich trägt: Der Vorfahre beziehungsweise der Betroffene ist während der Flucht gestürzt und auf eine Körperseite gefallen.

Krankheiten, Beschwerden und Aspekte

» Skoliose, Beckenschiefstand, Beschwerden des Iliosakralgelenks, Arthrosen der Zwischenwirbelgelenke, Bandscheibenvorwölbung, Bandscheibenvorfall, Lumbago (Rückenschmerz ohne Ausstrahlung in die Beine), Hexenschuss, Lumboischialgie (Rückenschmerz mit Ausstrahlung in die Beine)
» Hüftgelenksarthrosen, Kniegelenksarthrosen, Fußgelenksarthrosen
» Kopf- und Kiefergelenksschmerzen durch Fehlbiss zwischen Ober- und Unterkiefer (Okklusionsasymmetrie)
» Probleme in der Statik der Fußgewölbe und Asymmetrien durch Beinlängendifferenz
» Instabilität im Kurvenverhalten zum Beispiel bei Motorradfahren, Skifahren und Ballsportarten

Das karmische Muster der missglückten Flucht löst in seltenen Fällen einen Flüchtlingskonflikt aus. Seit ein paar Monaten sehe ich vermehrt Patienten mit hohem Blutdruck. Zwar sind sie selbst keine Flüchtlinge, doch tragen sie das karmische Muster der missglückten Flucht in sich und erleiden durch die medial vermittelten Bilder von Flucht und Verfolgung im Fernsehen einen Flüchtlingskonflikt im Sinne eines indirekten Psychotraumas. Dieser gleicht sich über die Nieren aus, indem sie vermehrt Flüssigkeit zurückhalten und die

Harnproduktion drosseln. Dies wiederum führt zu einer Verminderung der Urinausscheidung und zu einer Vermehrung des in den Gefäßen befindlichen (intravasalen) Blutvolumens, was den Blutdruck ansteigen lässt. Der Flüchtlingskonflikt hat einen geistigen Hintergrund und eine Sinnhaftigkeit: Das Unterbewusstsein hortet Flüssigkeit, um über Reserven für schlechte Zeiten zu verfügen. Durch die aurachirurgische Behandlung lässt sich das karmische Muster der missglückten Flucht lösen sowie der Flüchtlingskonflikt aus dem entsprechenden Hirnrelais herausprogrammieren. Der Blutdruck kann dadurch gesenkt werden.

Das sagen Betroffene

» Ich träume von Flucht und Verfolgung.
» Ich bin innerlich immer auf der Flucht.
» Ich kann nirgendwo sesshaft werden.
» Ich fühle mich innerlich getrieben.
» Ich finde keine Ruhe in mir.
» Ich ertrage keine Berichterstattungen über Flucht und Verfolgung.

Derartige Aussagen wiederholen sich fast wortgleich. Was beweist, dass das Unterbewusstsein die seelische Thematik bearbeitet und aufzulösen versucht. Physiotherapeutische und/oder osteopathische Behandlungen bleiben in vielen Fällen ohne nachhaltige Wirkung, da sie zwar die somatische Seite des Problems angehen, jedoch nicht das zugrunde liegende seelische Muster der missglückten Flucht lösen.

Ich kenne eine Familie mit fünf Töchtern, deren Großmutter väterlicherseits im Alter von 14 Jahren mit ihren

Eltern im Zweiten Weltkrieg flüchten musste. Aus Angst vor Übergriffen durch die herannahenden Soldaten wurde das Mädchen als Bub verkleidet und nachts in Scheunen versteckt. Die Enkelinnen haben das Trauma übernommen und schlafen seit der Geburt mit bis zum Bauch angewinkelten Beinen, wohl um sich klein zu machen und nicht entdeckt zu werden.

Therapie

Die aurachirurgische Therapie erfolgt durch geistige Fixierung der biomechanisch relevanten Punkte am Rücken. In der kinesiologischen Nachtestung via beidseitigem Stoßimpuls steht der Patient typischerweise in beiden Richtungen stabil und das karmische Muster der missglückten Flucht ist aufgelöst. Anschließend empfiehlt sich eine energetische Feinjustierung am Surrogat. An den in Resonanz gehenden Stellen des Skelettmodells aus Plastik wird eine energetische Strickleiter installiert: Dazu setze ich an den Wirbelbögen mit einer spitzen chirurgischen Sonde geistig Bohrlöcher, schraube anschließend imaginierte Schrauben hinein, verbinde diese mit einem elastischen Draht in der Form einer Strickleiter und drehe die Schrauben fest, bis in der Nachtestung die Resonanz an den zuvor getesteten Stellen vollständig verschwunden ist. Die Operation gilt als erfolgreich abgeschlossen, wenn ich mit der chirurgischen Sonde in die Zwischenwirbelgelenke heble und der Patient dies bei sich nicht mehr spürt.

Andrea ist noch nicht entlassen! Ich lege ihr den Anatomieatlas mit der Abbildung des Knies auf den Schoß und drücke mit einer Pinzette auf die Gelenkflächen und die Menisci (halbmondförmige Knorpel im Kniegelenk). Dort zeigt sich keine Resonanz: Ein gutes Zeichen, offensichtlich sind die Gelenkflächen im Knie nicht beschädigt. Dagegen zieht sie es schmerzhaft zurück, als ich mit der spitzen chirurgischen Sonde in die Sehnenansätze der Adduktorenmuskulatur steche. Hier findet sich eine deutliche Resonanz: Andrea scheint eine Zerrung erlitten zu haben.

Zur Entspannung der Muskeln und deren Sehnenansätzen steche ich Akupunkturnadeln in die resonanten Areale am Anatomieatlas und bringe sie mit der 432-Hertz-Stimmgabel in Schwingung. Andrea spürt dies in ihrem rechten Knie deutlich, sie beschreibt, wie der Schmerz nachlässt und sich eine wohlige Wärme über das Knie ausbreitet.

»Was für ein schönes Gefühl, das Stechen ist jetzt plötzlich weg.«

Nachdem in der Nachtestung keine Resonanz mehr zu finden ist, legt sie den Anatomieatlas aus der Hand und macht ein paar Schritte – ohne Krücken. Sie hebt die Knie an und geht sogar in die Hocke.

»Wow, was für eine Veränderung – jetzt passt es wieder und fühlt sich an wie früher.«

Dem Rennsportleiter hat es die Sprache verschlagen. Doch dann schaltet er in den Profi-Modus:

»Herr Doktor, wann kann sie wieder auf die Piste?«

Mein Rat an Andrea:

»Gönnen Sie sich noch ein paar Tage Ruhe und starten Sie dann langsam mit dem Training.«

Therapieerfolg

Einige Wochen später lese ich in der Zeitung, dass Andrea in ihrem ersten Rennen nach der Behandlung einen zweiten Platz eingefahren hat.

Angelikas Ermüdungsbrüche

Angelikas Stimme ist auffällig leise, kraftlos und leer. Die 66-jährige Steuerberaterin greift sich immer wieder ans Genick und massiert es, weil sie schier unerträgliche Schmerzen zu haben scheint. Sie gehört zu jenen Patienten, die intuitiv die Ursachen ihrer Beschwerden kennen:

»Sie können sich gar nicht vorstellen, wie schlecht es mir geht! Ich fühle mich wie im Hamsterrad. Die Zahl der Verordnungen und Gesetze nimmt dermaßen überhand, dass meine Kollegen und ich gar nicht mehr mit der Arbeit nachkommen.«

Ihr Chef sei wenig hilfreich. Er verstärke noch den Druck und nehme weitere Mandate an, obwohl sie schon die bestehenden kaum mehr abarbeiten könne.

Ein in unserer Leistungsgesellschaft äußerst verbreitetes Phänomen: Nach vielen Jahren unter beruflichem Stress scheint Angelika dem Druck nicht mehr gewachsen zu sein. Neben dem Nacken sind auch ihre Füße betroffen: Sie haben den Dienst quittiert und sind förmlich eingebrochen. Bereits mehrfach hat sie sogenannte Spontanfrakturen der Mittelfußknochen des rechten Fußes erlitten. Daraufhin bildete sich ein Hallux valgus – Schiefstand des Großzehs –, bei dem dieser in Richtung der übrigen Zehen abweicht. Eine schulmedizinische Operation war ohne Erfolg geblieben.

Der Hallux valgus steht symbolisch für das Unvermögen, seine Bestimmung im Leben zu finden und zu erfüllen. Je nach befallener Seite und nach Händigkeit lässt sich sogar das Thema feststellen, das den Menschen belastet. Bei Rechtshändigkeit ist die rechte

Seite die Partnerseite, die linke Seite repräsentiert die Mutter-Kind-Seite, bei Linkshändigkeit verhält es sich umgekehrt. Erleidet ein Rechtshänder einen Hallux valgus rechts, so liegt die Ursache in einer Abwertung zum Beispiel durch Lebenspartner, Bruder, Vorgesetzten, Mitarbeiter, Kollegen, Konkurrenten oder Nachbar. Findet sich der Hallux valgus auf der linken Seite, so ist nach Abwertungen durch die Mutter oder die Kinder zu suchen. Es kann sich jedoch auch um einen übernommenen Abwertungskonflikt handeln, etwa wenn das Kind in der Schule gemobbt wird und sich ein Hallux valgus bei der Mutter auf der Mutter-Kind-Seite (aus-)bildet.

Angelika ist Rechtshänderin und leidet unter einem Hallux valgus des rechten Fußes – somit betrifft es die Partnerseite, in ihrem Fall den Vorgesetzten. Die Leidensgeschichte ist lang: Bei der ersten Hallux-valgus-Operation wurde die Extensorensehne zu straff vernäht. Dadurch fehlte der vollständige Kontakt zum Boden, was eine irreguläre Belastung des gleichseitigen Knies mit Knieschmerzen auslöste. Aus diesem Grund verlängerte der Chirurg die Extensorensehne in einer zweiten Operation. Jedoch ging auch dieses Mal der Eingriff daneben: Die Großzehe hängt nun nach unten, und Angelika stolpert beim Gehen darüber. Auf mich macht Angelika einen depressiven Eindruck, wie sie in gebeugter Haltung und mit nach vorn gezogenen Schultern vor mir steht. Ich beschließe, nicht nur auf das karmische Muster des Sklavenjochs zu testen, sondern auch nach Konflikten zu suchen.

Diagnose

Wie auch bei allen anderen karmischen Mustern erfolgt die Diagnostik nach definierten Standards. So greife ich mit einer für das Sklavenjoch spezifischen Technik in Angelikas Aura und suche nach einer Resonanz. Dazu umfasse ich die imaginierte Stange des Sklavenjochs und führe sie einmal vor ihrem Kehlkopf und ein anderes Mal im Nackenbereich leicht hin und her. Die Patientin fühlt ein leichtes Drücken im Nackenbereich, die Diagnose lautet deshalb »Sklavenjoch von hinten«. Abhängig davon, von welcher Seite, von vorn oder von hinten, das Sklavenjoch vom Patienten gespürt wird, entscheidet sich die Vorgehensweise bei der Auflösung des karmischen Musters.

In der kinesiologischen Testung auf »Abwertungskonflikt« ergibt sich ebenfalls ein positiver Befund an den Füßen. Als ich die Patientin »Abwertungskonflikt der Füße« sagen lasse und unmittelbar darauf von hinten stoße, kippt sie nach vorn. Durch weitere Testungen finde ich heraus, dass es sich um einen Standortkonflikt handelt, eine spezielle Ausprägung des Abwertungskonflikts der Füße. Meine Diagnose: Die Mittelfußbrüche sind der körperliche Ausgleich für den Standortkonflikt, der sich bei Rechtshändigkeit auf der rechten Partnerseite manifestiert hat. Die frakturbedingten Schmerzen führen zu einer Immobilisation, damit sich die Patientin schont. Insofern liegt hier eine Sinnhaftigkeit vor.

Unsere Sprache beschreibt den Abwertungskonflikt der Füße: Jemand

- **kann einen Mitmenschen oder eine Situation nicht ausstehen,**

- tritt auf der Stelle,
- ist zu schnell unterwegs,
- ist mit seinem beruflichen oder privaten »Standort« nicht zufrieden,
- vertritt seinen Standpunkt nicht.

Die daraus resultierenden Beschwerden können von Schmerzen, Schwellungen, Entzündungen der Füße und Fersensporn bis hin zu Frakturen reichen.

Während der aurachirurgischen Untersuchung am Anatomieatlas zeigt Angelika eine deutliche Resonanz im Bereich des vormals gebrochenen und zwischenzeitlich verheilten, aber immer noch dislozierten (nach unten hängenden) Mittelfußknochens des rechten Fußes: ein Zeichen, dass hier nach wie vor energetische Störungen bestehen. Sobald ich mit der chirurgischen Sonde auf die Abbildung des betroffenen Mittelfußknochens im Anatomieatlas drücke, zuckt Angelika zusammen, weil sie ein unangenehmes Ziehen verspürt.

Hintergrund

Das karmische Muster des Sklavenjochs wird in der Aurachirurgie am häufigsten gefunden und prägt die Menschheit am stärksten: Der französische Philosoph Jean-Jacques Rousseau (1778 verstorben) beklagte, der Mensch sei frei und läge doch überall in Ketten. Die Französische Revolution läutete 1789 zwar eine politische Wende ein, aber noch um 1800 diente über ein Viertel der Bevölkerung als Leibeigene der reichen Oberschicht.

Sklaverei ist beileibe kein Phänomen der Vergangenheit, sondern wird – verdeckt und offen – immer noch praktiziert. In subtilerer Form versklaven auch moderne technische Überwachungssysteme die Menschheit. Und sie dringen immer weiter in unser Privatleben vor, mit unabsehbaren Konsequenzen. Fest installierte Kameras, softwaregestützte automatische Gesichtserkennung, Irisscan, Analysen privater Mails durch staatliche Organisationen mittels künstlicher Intelligenz, Vorratsdatenspeicherung, digitaler Impfausweis, digitales Geld – all das verstärkt unsere Überwachbarkeit, beschränkt unsere individuelle Freiheit und ist Ausdruck einer um sich greifenden **digitalen Sklaverei.**

> Wenn ich in der Schweiz behandle, bin ich immer wieder überrascht, wie viele Patienten einst verdingt wurden. »Verdingung« bezeichnet die Fremdunterbringung von Kindern aus sozial schwachen Familien. Schon der Rechtsbegriff beschreibt die Situation: Man erklärte den Menschen zum »Ding«. Die Verding-Kinder wurden zur Versorgung und Erziehung an wohlhabende Bauern verlost und vermittelt, die sie als günstige Arbeitskraft nicht selten ausnutzten, misshandelten und sogar missbrauchten.
> Die schwedische Autorin Astrid Lindgren setzte den »Armeleutekindern« ihres Heimatlandes in ihrem Buch *Sonnenau* ein literarisches Denkmal.

Krankheiten, Beschwerden und Aspekte

- Gefühl der seelischen Last auf den Schultern
- Bruxismus (Zähneknirschen) als Abwehrreaktion gegen den fortwährenden Druck und gegen die emotional empfundene Freiheitsbeschränkung

- Beschwerden der Hals- und Brustwirbelsäule mit Nackenschmerzen, Spannungskopfschmerz, Seitwärtsverbiegung (Skoliose) und Buckelbildung, Rundrücken, Hohlkreuz, Rückenschmerzen durch Morbus Scheuermann. Letzterer eine Erkrankung, bei der es – laut Schulmedizin aus unbekannten Ursachen – zu Deckplatteneinbrüchen der Wirbelkörper kommt
- Druck auf der Brust
- Burn-out und Depression mit Neigung zu Suizidalität wegen des Gefühls, nicht das tun zu können, was man eigentlich gern täte
- Abwertung und Mobbing, häufig schon seit der Kindheit durch ein strenges und ungerechtes Elternhaus
- Tendenz, im Beziehungsleben immer wieder an dominante und narzisstische Partner zu geraten
- Arthrotische Veränderungen von Hüften, Knien und Füßen bis hin zu Ermüdungsbrüchen in den Füßen
- Kalte Hände und Füße, einschlafende Hände und Füße, bedingt durch die unsichtbaren Fesseln
- Krampfadern

Das sagen Betroffene

- Ich bin seit meiner Kindheit sehr schüchtern, habe Lampenfieber, erröte schnell, schäme mich leicht und fühle mich oft unsicher.
- Ich habe Angst vor Menschenansammlungen.
- Ich traue mich nicht, vor vielen Leuten zu sprechen.
- Ich fühle mich geknechtet.
- Ich fühle mich nicht gesehen und nicht beachtet.
- Ich leide unter meinem Perfektionismus.
- Ich bin zwanghaft pünktlich.
- Ich verspüre den Drang zu Folgsamkeit und schäme

mich dessen, ohne dafür eine rationale Erklärung zu finden.

Betroffene schildern, dass bereits die Vorfahren unter fremdbestimmten, schwierigen Lebensbedingungen gelitten hätten. Frauen beschreiben, dass nicht nur sie selbst mit einem »Sklaventreiber« verheiratet seien, sondern dass auch Mutter und Großmutter in ihren Partnerschaften unter sklavischen Bedingungen gelitten hätten.

Therapie

Um das karmische Muster des Sklavenjochs aufzulösen, muss man wissen, dass es hier einen Blockademechanismus in Form einer Verriegelung gibt. Ohne diesen entfernt zu haben, wird die Auflösung des karmischen Musters nicht gelingen. Da Angelika ein Sklavenjoch von hinten in ihrer Aura hat, löse ich den Verriegelungsmechanismus im Bereich des Kehlkopfes: Ich nehme zwei Löffel und schlage den unsichtbaren Haltebolzen des Jochs aus seiner Verankerung. Danach stelle ich mich hinter die Patientin, nehme die virtuelle Stange des Sklavenjochs in die Hand und bitte sie, einen großen Schritt nach vorn – in ihre Freiheit – zu treten. Dann fordere ich Angelika auf, ihren Kopf nach links und rechts zu drehen und auf Unterschiede in der Beweglichkeit zu achten.

»Links blockiert es – da komme ich nicht so weit wie rechts«, findet sie.

Das ist der Hinweis auf eine noch in der Aura bestehende Druckstelle des Jochs auf der Schulter. Mit einer Pinzette greife ich virtuell den Sehnenansatz des Musculus trapezius und ziehe ihn mit einer rechtsdrehenden Bewegung von der Wirbelsäule in Richtung Schulter, um das Gewebe zu spannen. Dieses Manöver führe ich so oft durch, bis Angelika in der Nachtestung ihren Kopf jeweils gleich weit und beschwerdefrei in beide Richtungen drehen kann. Dann prüfe ich die Beweglichkeit ihrer Arme und Beine. Ich lasse Angelika die Arme schwingen und bitte sie, sich den Umfang der Beweglichkeit zu merken. Danach durchtrenne ich mit einer Schere die virtuellen Fesseln und lasse sie erneut die Arme bewegen:

»Die Beweglichkeit ist ja viel, viel besser! Meine Finger kribbeln bis in die Spitzen«, wundert sich Angelika.

Das ist nicht untypisch, sondern beschreibt die Revitalisierung, da nun die vormals blockierte Lebenskraft wieder fließen kann. Ich bitte sie nun, auch ihre Beine links und rechts zu heben und sich dabei zu merken, wie hoch und mit welcher Anstrengung sie diese bewegen kann. Dann durchtrenne ich die unsichtbaren Fußfesseln zwischen und unter den Füßen mit einem roten Laserstrahl. Bei der Nachtestung fällt sie fast um.

»Kaum zu glauben – so hoch konnte ich meine Beine noch nie heben!«

Als Nächstes mache ich mich an die Behandlung des Mittelfußknochens. An den resonanten Stellen am Surrogat des Anatomieatlas wird der Knochen virtuell mit einer spitzen chirurgischen Sonde angebohrt, mit einer Pinzette Schrauben gesetzt, elastische Bänder gespannt und schließlich mit der Pinzette verschraubt. Schließlich erfolgt die energetische Harmonisierung mittels der 432-Hertz-Stimmgabel. Daraufhin verschwindet die Resonanz als Ausdruck der erfolgreich durchgeführten aurachirurgischen Operation. Beim Nachtesten ist jegliches störende Gefühl an den operierten Stellen beseitigt.

Auch der Hallux valgus wird geistig operiert, indem die

quer verlaufenden Fußgewölbemuskeln entspannt und der Musculus adductor hallucis angespannt werden. Der Hallux valgus rutscht dadurch wieder ein Stück weit in Richtung seiner Ausgangsposition, und die Beschwerden lassen sich auch hier reduzieren. Schließlich wird im Bereich der Füße noch die zu lang geratene Extensorensehne aurachirurgisch gekürzt.

Als Nächstes kommt die Umprogrammierung des Hirnrelais der Füße an die Reihe. Im hinteren Teil des Großhirnmarklagers zeigt sich auf beiden Seiten am Anatomieatlas eine Resonanz exakt an der Stelle, wo die Füße repräsentiert sind. Ich injiziere die invertierte Information des Abwertungskonflikts in die Hirnrelais und harmonisiere sie mit der Stimmgabel, bis die Resonanz in der Nachtestung verschwunden ist.

Zu guter Letzt erfolgt das Segnungsritual: Angelika segnet den Chef ihrer Steuerberaterkanzlei – und auch den Staat, der die Regularien erlassen hat, deren Umsetzung ihr solche Probleme bereitete. Die kinesiologische Untersuchung ergibt, dass Angelika bei Testung auf Abwertungskonflikt stabil stehen bleibt.

Therapieerfolg

Nach Abschluss der aurachirurgischen Behandlung will Angelika zum Test das Treppenhaus hinauf- und hinablaufen.

»Ich muss jetzt gleich ausprobieren, was sich nach Ihrer Operation verändert hat.«

Außer Atem kommt sie wieder in den Behandlungsraum. Sie ist überglücklich, weil sie sich endlich wieder bewegen kann. Auch ihr Stand auf dem Boden fühlt sich fest und sicher an. Wie sie mir später berichtet, habe sich ihre

Stimmungslage innerhalb weniger Wochen grundlegend verbessert:

»All meine trüben Gedanken sind wie weggeblasen – ich fühle mich wie neugeboren.«

Am besten aber finde sie, dass sie »irgendwie von meiner Umwelt anders wahrgenommen wird«. Ihre Eltern und auch ihre Kollegen meinen, sie sehe anders aus – einfach selbstbewusster.

Entscheidend im Sinne eines therapeutischen Erfolgs ist nicht nur das Verschwinden der resonanten Empfindung im Hirnrelais und am entsprechenden Organ, sondern auch das der entsprechenden Symptomatik. Hier erlebe ich oft bewegende Momente: Manche Patienten brechen bei Entfernung des Sklavenjochs vor Erleichterung förmlich zusammen, beginnen erschüttert zu weinen oder gar zu schluchzen, weil sie erstmalig erleben, wie sich ein Leben ohne Druck auf den Schultern anfühlt. Vor allem älteren Menschen wird bewusst, wie sehr ihr bisheriges Leben von diesem Muster eingeschränkt war, und dass ihr Schicksal unter Umständen anders verlaufen wäre, wenn sie in jungen Jahren das Sklavenjoch losgeworden wären. Fazit: Es ist nie zu spät für die Erlösung in die eigene Freiheit ...

Warum Steffi Panikattacken bekommt

Die 47-jährige Steffi erzählt, dass sie seit ihrer Jugend unter Herzrhythmusstörungen leidet. Ich schaue die Arztberichte durch, die sie mir auf den Schreibtisch gelegt hat: Im Langzeit-EKG finden sich vereinzelt Extrasystolen (»Herzstolperer«). Hinweise auf eine organische Erkrankung am Herzen wurden in der Ultraschalluntersuchung nicht gefunden. Weiter berichtet sie, sporadisch unter unerklärlichen Ängsten und Panikattacken zu leiden.

»Dabei bekomme ich Schweißausbrüche und Herzrasen. Das macht mir echt Sorgen.«

An Überarbeitung, Stress oder psychischen Belastungen leide sie nicht. Auch treten die Anfälle unabhängig von der Tageszeit auf.

»Doch halt! Immer wenn ich im Fernsehen Gewaltszenen sehe, werde ich extrem unruhig, und mein Herz fängt an zu pumpen. Bei Folterungen und Hinrichtungen muss ich sofort abschalten oder aus dem Zimmer gehen. Ich bekomme regelrecht Panikattacken und habe das Gefühl, als ob mir jemand den Hals abschnürt.«

Ich frage sie, ob sie wüsste, wie ihre Geburt verlaufen sei.

»Meine Mutter erzählte mir, dass ich mit ganz blauem Gesicht auf die Welt gekommen bin, weil meine Nabelschnur mehrfach um meinen Hals gewickelt war.«

Diagnose

Ich stelle mich vor Steffi, greife in die Aura ihres Halses und ziehe an einer imaginierten Schlinge. Sie weicht zurück und muss heftig schlucken. Für mich ist das ein Indiz, dass sie unter dem karmischen Muster des Erhängens leidet.

Resonanzphänomene beim karmischen Muster des Erhängens können unterschiedlich ausfallen: Manche Patienten erleben ein diskretes Ziehen oder das Gefühl, als würde ihnen der Hals zugeschnürt. Andere wiederum drehen sich verärgert zu mir um und fragen, was ich da hinter ihrem Rücken täte, weil sie sich unvermittelt unwohl fühlen. In seltenen Fällen beginnen Patienten zu husten oder zu wanken, obwohl sie meinen Eingriff in ihre Aura nicht sehen können, die ich hinter ihrem Rücken ausführe. All das sind deutliche Hinweise auf das karmische Muster des Erhängens.

Entsprechende Resonanzphänomene treten auf, wenn ich über dem Kopf der Betreffenden an einem imaginierten Strick ziehe.

»Mein Hals wird jetzt irgendwie in die Länge gezogen«, meint Steffi erstaunt.

Die mitgebrachten Befunde der Blutstrommessung durch Dopplersonografie und Angiografie (radiologische Darstellung der Gefäße mittels Kontrastmittel) zeigen, dass die Blutgefäße organisch in Ordnung sind und die Blutversorgung des Gehirns normal funktioniert. Prüfe ich aber mittels NLS-Analyse die energetische Situation, so findet sich eine Störung im Bereich der hirnzuführenden Gefäße. Das beweist: Die Symptomatik beruht nicht auf einer organischen, sondern auf einer energetischen Störung.

Hintergrund

Die Information des karmischen Musters des Erhängens ist im morphischen Feld der Menschheit präsent, weil

Millionen von Menschen über Jahrtausende auf diese Weise getötet wurden. Und immer noch wird diese Hinrichtungsmethode praktiziert. Ob ererbt oder durch indirekte Traumatisierung zu Lebzeiten, etwa durch entsprechenden Medienkonsum oder als Zeuge einer Hinrichtung: Die traumatisierende Erfahrung setzt sich im Unterbewusstsein fest und gleicht sich über körperliche Symptome aus.

❖ Die Psychologie beschreibt körperlich nicht selbst erlebte, sondern durch Beobachtung erworbene Belastungen als indirekte Psychotraumata. Diese sind alles andere als selten und beweisen, dass Eindrücke und Wahrnehmungen genauso zu Krankheiten führen können wie körperliche Erlebnisse.

Krankheiten, Beschwerden und Aspekte

- Unverträglichkeit für enganliegende Kleidungsstücke am Hals, Abneigung gegenüber Krawatten (»Kulturstrick«)
- Eingeschränkte Kopfbeweglichkeit, Nackensteifigkeit
- Chronisch rezidivierende (wiederkehrende) Hals-Mandelentzündungen und Schluckbeschwerden. Betroffene sind häufig tonsillektomiert (Mandeln entfernt)
- Schwindel unklarer Ursache
- Tinnitus und Migräne
- Schilddrüsenerkrankungen
- Nabelschnurumschlingung bei Geburt, angeborene Kopfschiefhaltung (Torticollis)
- Emotionale Störungen wie Prüfungsangst oder Panikattacken ohne erkennbare Ursache mit dem Gefühl des Halsabschnürens

- Suizid(e) durch Erhängung in der Familiengeschichte
- Herzrhythmusstörungen durch Irritation des Nervus vagus und Truncus sympathicus im Halsbereich

Ist das karmische Muster des Erhängens stark ausgeprägt, kommt es zu »Drop Attacks«, plötzlichen Stürzen ohne Bewusstseinsverlust, oder gar Synkopen, in denen der Betroffene bewusstlos wird. Der Grund liegt in einer energetischen Störung der in den Querfortsätzen der Halswirbel verlaufenden Vertebralarterien, die den Hirnstamm mit Blut versorgen. Diese führt zu einem plötzlichen Tonusverlust (Verlust der Muskelspannung) in den Beinen. Auch ein Bewusstseinsverlust sowie ein temporärer Atemstillstand sind möglich. Ein polizeilich verordnetes Fahrverbot ist für die Betroffenen noch das geringere Problem. Unkontrollierte Stürze können zu Verletzungen führen, was jedoch nochmals schwerer wiegt, ist das Leben in ständiger Angst, dass ihnen von einer Sekunde auf die andere etwas Unheilvolles widerfahren könnte.

Manchmal verursacht dieses karmische Muster energetische Störungen im Bereich der vegetativen Nervenstränge (Nervus vagus und Truncus sympathicus), die vom Schädel seitlich entlang des Halses nach unten ziehen, um die inneren Organe wie Herz, Lunge und Darm zu innervieren. Herzrhythmusstörungen, Atembeschwerden und gestörte Peristaltik des Darms mit Reizdarmbeschwerden sind mögliche Folgen.

Das sagen Betroffene

- » Mir schwillt der Hals, wenn ich Ungerechtigkeit erlebe.
- » Ich leide unter meinem ausgeprägten Gerechtigkeitsempfinden.
- » Es schnürt mir den Hals ab/ich bekomme keine Luft/ ich kann nicht schlucken.
- » Ich werde schnell panisch und mein Herz fängt dann schneller zu schlagen an, manchmal sogar im Bett, grundlos und ohne Anstrengung.
- » Ich kann keine Krawatten, Rollkragen oder enganliegende Kleidungsstücke tragen.
- » Ich ertrage keine Sicherheitsgurte im Auto.
- » Ich kam mit der Nabelschnur um den Hals auf die Welt.
- » Ich werde aggressiv, wenn sich jemand meinem Hals nähert oder ihn liebkost.
- » Ich leide unter Prüfungsängsten.

Therapie

Ich imaginiere die »Schlinge« und den darüber hängenden »Strick« an Steffis Hals, schneide diesen mit einer handelsüblichen Schere durch und verwerfe ihn energetisch. Dann lege ich ihr den Anatomieatlas mit der Abbildung des seitlichen Halsdreiecks auf den Schoß und fahre mit einer Pinzette die Nervenverläufe von Nervus vagus und Truncus sympathicus entlang, um auf eine entsprechende Resonanz zu testen. Schon nach wenigen Momenten schildert Steffi ein diskretes Ziehen an den entsprechenden Körperstellen. Mithilfe der 432-Hz-Stimmgabel kann diese energetische Irritation aufgelöst werden. In der kinesiologischen Nachtestung bleibt Steffi stabil stehen: Die Information des karmischen Musters des Erhängens ist aus ihrem feinstofflichen Körper entfernt!

Therapieerfolg

Ein paar Monate nach der Behandlung berichtet mir Steffi persönlich, dass Panikattacken und Herzrhythmusstörungen verschwunden seien, ja sogar die ärztlicherseits verordneten Betablocker habe sie absetzen können.

»Mein Leben ist jetzt nicht mehr von der Angst bestimmt«, schildert sie mir überglücklich. »Ich fühle mich wieder Herr über meinen Körper. Mittlerweile kann ich sogar Rollkragenpullover anziehen«, schmunzelt sie, wohl in Erinnerung daran, dass ich sie bei der Behandlung danach fragte, ob sie diese Art von Kleidungsstücken tragen könne.

Schaut sie sich nun doch mal gruselige Szenen an?

»Die triggern mich nicht mehr – obwohl: Mögen werde ich sie wohl nie.«

Corona-Spritze versus Bridgeclub

Für ihre 86 Jahre befindet sich Irene in bemerkenswert gutem Allgemeinzustand, körperlich wie geistig. Bei jedem Wetter ist sie mit ihrem E-Bike unterwegs, sie fährt Ski, absolviert täglich 1000 Sprünge auf ihrem Trampolin im Garten, kümmert sich liebevoll um die Enkelkinder, nimmt Anteil am öffentlichen und politischen Leben, liest viel über Gesundheit und Ernährung und macht Fastenkuren. Warum sie dann zu mir kommt? Seit einigen Wochen leidet sie unter einer schuppenden Hautläsion am Kopf. Die Stelle juckt und nässt. Ein Dermatologe hatte bereits eine Biopsie entnommen und die Diagnose einer aktinischen Keratose (Verhornungsstörung durch Sonnenschaden) gestellt. Erst war die Stelle mal größer und dann wieder kleiner geworden, doch in letzter Zeit nahm ihre Ausdehnung trotz Anwendung der verordneten Cremes weiter zu, ebenso das lästige Jucken. Auf meine Frage nach etwaigen psychischen Belastungen in den letzten Wochen oder Monaten berichtet mir die Patientin:

»Ich bin seit 25 Jahren in einem Bridgeclub. Wir sind da eine enge Gemeinschaft. Es ging immer sehr kameradschaftlich zu. Doch nun wurde ich ausgeschlossen. Und, was ich als besonders verletzend empfand, nicht in einem persönlichen Gespräch, sondern durch einen von allen Teilnehmern unterschriebenen Brief. Die Begründung lautete: ›Du hast dich nicht gegen Corona impfen lassen. Entweder du kommst nicht, oder wir kommen nicht.‹ Also habe ich den Rückzug angetreten und die Gruppe sausen lassen. Ein paar Tage später ist das Jucken aufgetreten.«

Diagnose

Ich teste kinesiologisch auf Trennungskonflikt: Die Haut repräsentiert den Ort des Ausgleichs für einen seelisch erlittenen Trennungskonflikt. Bei Irene zeigt sich denn auch ein positiver Befund. Als Nächstes stellt sich die Frage: Gibt es zusätzlich ein karmisches Muster, das diesen Konflikt triggert? Und tatsächlich: In der Prüfung auf das karmische Muster des Prangers werde ich fündig.

Hintergrund

Der Pranger (»Schandpfahl«) war ein Strafwerkzeug in Form einer Säule, eines Holzpfostens oder einer Vorrichtung, an die der Verurteilte fixiert und publikumswirksam ausgestellt wurde. Noch heute zeugen Straßennamen und Ortsbezeichnungen vom früher praktizierten Pranger:

» Das »Artigi« im Schweizer Solothurn war wie ein Vogelkäfig konstruiert, in dem die Delinquenten einge-

sperrt und zur Schau gestellt wurden, um »artig« zu werden.
- Das Pfahlplätzchen im Stadtzentrum von Bamberg, auf dem der Prangerpfahl weithin sichtbar aufgestellt war.
- Der Prangerweg in Simbach in Oberbayern, wo Spießrutenläufe durchgeführt wurden.

Auch die Jetztzeit kennt den Pranger: den digitalen Pranger in Form von internetbasierten Bewertungsportalen, wo Menschen anonym ihren Frust auf andere abladen können. In der Manier römischer Kaiser, wenn diese über Leben oder Tod eines Kämpfers im Kolosseum entschieden, werden mit einem Mausklick Daumen nach oben oder unten gesetzt. Damit kommt es zwar zu keiner körperlichen Stigmatisierung, sehr wohl verletzt es aber Würde und Seele der »Verurteilten« – die Bewertungen lassen sich, wenn überhaupt, nur schwerlich aus dem Netz löschen und entscheiden nicht selten über Auskommen und Zukunft. Und letztlich über Gesundheit und Freiheit.

Krankheiten, Beschwerden und Aspekte

- Gefühl des öffentlichen Spottes oder der üblen Nachrede, Mobbing
- Kalte und taube Hände und Füße
- Träume vom Pranger

Therapie

Irene stellt sich in der Mitte des Raumes an einen virtuellen Prangerpfahl: Als wären die Hände tatsächlich gefesselt, hält sie diese auf dem Rücken zusammen, die Füße sind imaginiert an den Pfahl gebunden. Ich trete von hinten an Irene heran, durchtrenne mit einer Schere ihre Fesseln, streife diese von ihren Händen und Füßen ab und verwerfe sie energetisch. Anschließend tritt Irene auf meine Ansage hin einen großen Schritt nach vorn in die Freiheit.

Therapieerfolg

Nach Auflösung des karmischen Musters des Prangers, nach Umprogrammierung der Hirnrelais für die Hautoberfläche und nach Durchführung eines Segnungsrituals für den Bridgeclub zeigt sich Irene sichtlich erleichtert.

»Segnen macht frei«, sagt sie – und ist zuversichtlich, dass sich ihre Haut über die nächsten Tage und Wochen erholt und sich die offenen Stellen schließen werden.

Die Freiheitskämpferin mit Migräne

Dieser Fall ereignete sich in der Corona-Zeit im Jahr 2021.

Christine hat ein offenes Lächeln, wirkt unbefangen und selbstbewusst. Warum kommt sie in meine Praxis?

»Eigentlich bin ich kerngesund, doch meine Migräne macht mir zu schaffen«, klagt die 60-Jährige. »Schon als Kind litt ich unter Kopfschmerzen.«

Sie nimmt ihren mehrfach um den Hals gewickelten Schal ab und deutet auf ihren Nacken. Links und rechts sind deutliche Höcker erkennbar.

»Meine Eltern und der Arzt dachten, sie kommen von Verspannungen durch das viele Sitzen während der Schule und bei den Hausaufgaben. Deshalb wurden mir schon als Neunjähriger Massagen verschrieben.«

Ich frage sie nach Krankheiten während der Kinder- und Jugendzeit. Sie erinnert sich, vor jeder Schulaufgabe unter derart schlimmen Halsschmerzen gelitten zu haben, dass sie kaum mehr schlucken konnte.

»Der HNO-Arzt hat diese ständigen Mandel- und Rachenentzündungen auf eine hohe Streptokokken-Belastung zurückgeführt, die dann auch homöopathisch behandelt wurde – jedoch ohne anhaltenden Erfolg. Die nächste Prüfung kam, und mit ihr Eiter-Stippchen und ein knallroter Rachen!«

Unvermittelt gesteht sie mir: »Das Einzige, was mich aus dem Gleichgewicht bringt, sind Ungerechtigkeit und Unterdrückung. Da flippe ich völlig aus und bekomme einen Tobsuchtsanfall! Zum Erstaunen meiner Mitmenschen, die mich dann gar nicht mehr wiedererkennen.«

Tobsuchtsanfall? Den traue ich ihr nun wirklich nicht zu, wirkt sie im Gespräch doch so ruhig, heiter und gelassen.

»Als wir während der C-Zeit gezwungen wurden, uns zu isolieren, konnte ich mich auf gar nichts konzentrieren. Wie verrückt bin ich nur noch zwischen PC und Küche hin- und hergerannt. Ich wusste einfach nicht mehr, wo mir der Kopf steht!«

»C-Zeit«, »Krönung des Schwachsinns«, »größtes Verbrechen der Menschheitsgeschichte« und »Plandemie« – das sind Christines Synonyme für die Corona-Zeit. Sie gibt sich sichtlich Mühe, die in ihr aufsteigende Zorneswelle in Schach zu halten, legt aber trotzdem nach. Immer noch werde sie wütend, wenn sie nur an den »Einschluss« – alias Lockdown – denke. Der »Maulkorb«, so ihr Synonym für die Maske, habe bei ihr allergrößte Aggression ausgelöst. Ihn zu tragen, sei reine Folter für sie gewesen.

»Meine Freiheit ist mir das Wichtigste auf der Welt – dafür kämpfe ich.«

Ebenso wichtig sei es ihr gewesen, die Mitmenschen über die ihrer Meinung nach unsinnigen, staatlich verordneten Regeln und Verbote aufzuklären. Sie verabscheue

Lügen, Dummheit und Ignoranz aus tiefstem Herzen und habe mittlerweile jegliches Vertrauen in den Staat und seine Institutionen verloren.

Sie zeigt mir ihren kleinen Finger an der rechten Hand.

»Schauen Sie, das ist eine Erinnerung an den ungerechtfertigten Einschluss – die Verdickung am Endglied kam über Nacht und nervt mich seit dieser Zeit. Wenigstens schmerzt sie nicht!«

Diagnose

Dass Menschen, gerade wenn sie schwer unter ihren Mustern leiden, ihre Gefühle zeigen, ist normal und gehört zu meinem Berufsalltag. Meistens haben die Patienten auch ein intuitives Wissen davon, was ihnen fehlt. Zur kinesiologischen Testung legt Christine ihre Schreibhand auf den Solarplexus. Sie soll mir nachsprechen: »Köpfen«.

Bereits bei der ersten Silbe versagt ihr die Stimme und sie fällt fast nach vorn. Ich kann sie gerade noch an einem Arm festhalten. Meine Annahme ist richtig.

Ich bitte Christine, mir ihre Zunge zu zeigen. Sie ist geschwollen und weist einen dicken weißen Belag auf: der Hinweis auf eine hohe Streptokokken-Belastung im Hals-Nasen-Rachen-Raum. Diese Keime korrelieren mit der Schwere der Halsschmerzen, sind aber nicht ursächlich für den Krankheitsprozess. Die Streptokokken als Folge der karmischen Belastung des Köpfens besiedeln energetisch geschädigtes Gewebe und sorgen für den Abbau zugrunde gegangenen organischen Materials. Sie wirken somit als Helfer und sind nicht einfach »nur« pathogene Erreger. In der Wirkkette steht das karmische Muster des Köpfens an erster Stelle, die Streptokokken an zweiter. Leidet ein Kind unter einer Mandelentzündung mit Halsschmerzen, bekommt es in der Regel Antibiotika verabreicht. Dann verschwinden die Streptokokken, um nach kurzer Zeit wiederzukommen und erneut Beschwerden zu verursachen.

Erst die Lösung des karmischen Musters bringt einen nachhaltigen Heileffekt. Die Streptokokken gehen nicht nur vorübergehend zurück, sondern verschwinden ganz. Denn wo keine energetische Störung vorliegt, braucht es keine bakteriellen Helfer.

Krankheiten, Beschwerden und Aspekte

» Schwindel, Schwarzwerden vor den Augen
» Starkes Gerechtigkeitsempfinden
» Verabscheuung von Ungerechtigkeit, Unehrlichkeit, Undankbarkeit, Intoleranz
» Kälte und Zuggefühl am Hals, Gefühl der Schutzlosigkeit am Hals
» Nackenschmerzen, Nackenverspannungen, eingeschränkte Kopfbeweglichkeit
» Gefühl der »Kopflosigkeit« oder dass der Kopf »nicht richtig sitzt oder schief aufsitzt und die Energie zwischen Körper und Kopf nicht fließt«
» Abneigung gegen Frankreich oder gegen die französische Sprache (siehe Abschnitt zur Guillotine)
» Herzrhythmusstörungen durch Irritation des Nervus vagus und Truncus sympathicus im Halsbereich

Das sagen Betroffene

» Ich fühle mich dumm und unintelligent.
» Mein Körper ist schneller als der Kopf.
» Ich weiß nicht, wo mir der Kopf steht/ich fühle mich kopflos.

» Ich fühle mich ausgeliefert und schutzlos.
» Mein Hals braucht immer eine Umhüllung. Ohne Schal kann ich nicht leben.

Menschen mit karmischen Mustern wie Sklavenjoch, Pressen, Pranger, Erhängen und – wie bei Christine – dem Köpfen reagieren besonders intensiv auf Ungerechtigkeit, Unterdrückung durch die Obrigkeit und staatliche Willkür. Abhängig davon, ob und in welchem Umfang man karmisch belastet ist, fallen die Reaktionen unterschiedlich aus. Das legt die Vermutung nahe, dass die Aversion gegen staatlich angeordnete Bevormundung bei vielen, die während der »C-Zeit« auf die Straße gegangen sind und riskiert haben, in eine bestimmte politische Ecke gestellt zu werden, sehr wohl einen tieferen Grund hatte – den der karmischen Vorprägung.

Therapie

Ich stelle mich hinter Christine, fasse ihren Kopf mit meinen Händen, setze ihn imaginär auf den Rumpf und drehe ihn real ein wenig hin und her. Sobald er sich nach ihren Angaben leicht und frei beweglich anfühlt, sitzt er auch energetisch richtig. Nun verbinde ich mittels Fingerbewegungen in der Aura ihres Halses die durchtrennten Strukturen von Wirbeln, Gefäßen, Nerven, Luftröhre, Speiseröhre, Kehlkopf, Muskeln und Sehnen und setze virtuelle Klammern an die Haut rund um den Hals. Fertig!

Danach teste ich kinesiologisch erneut auf »Köpfen im Vorleben«. Christine steht wie festgewurzelt da. Verblüfft dreht sie ihren Kopf von links nach rechts, kippt ihn nach vorn und hinten: »Mein Nacken fühlt sich so angenehm warm und leicht an!«

Dann muss sie heftig schlucken. Für mich der Beweis, dass auch in der Materie, also in ihrem Körper, zwischen Kopf und Rumpf eine energetische Verbindung geschlossen wurde.

»Irgendwie bin ich ein bisserl gewachsen. Ich steh' ganz anders da«, findet sie und reckt dabei ihren Hals nach oben.

Ich verordne Christine zur Behandlung der Streptokokken die tägliche Einnahme von Apfelessig, der antibakteriell und entzündungshemmend wirkt. Jeden Morgen nüchtern ein Glas warmes Wasser mit ein bis zwei Teelöffeln Apfelessig bringt den Zungenbelag zum Verschwinden. Dieses alte Hausmittel hat sich übrigens auch zur Darmsanierung und bei Candida-Pilz bewährt.

Therapieerfolg

Ein paar Monate später begegne ich Christine zufällig auf der Straße. Fast wäre sie in mich hineingerannt, so eilig hatte sie es. Sie strahlt mich an:

»Seit der Entfernung meiner unsichtbaren Köpfung habe ich kaum mehr Migräne. Ich bringe momentan meinen Darm auf Vordermann, und dann bin ich die Kopfschmerzen mit Sicherheit ein für alle Mal los.«

»Wo ist denn Ihr geliebter Schal?«, frage ich neugierig.

»Ach, den brauche ich nicht mehr, es wurde höchste Zeit, dass endlich Luft an meinen Schwanenhals kommt.«

Mit dem Kopf an der richtigen Stelle und ohne Streptokokken im Hals lebt es sich eindeutig entspannter!

Die Verdickung an Christines kleinem Finger der rechten Hand lässt sich ebenfalls aufklären: Es handelt sich um den körperlichen Ausgleich eines Abwertungskonflikts. Er beinhaltet das emotionale Empfinden, durch die staatlich verordneten Maßnahmen abgewertet worden zu sein bzw. einen Selbstwerteinbruch erlitten zu haben. Da Christine Rechtshänderin und der betroffene Finger an der rechten Hand ist, betrifft er die Partnerseite (im vorliegenden Fall wird der Staat als »Partner« betrachtet, siehe Fallbeispiel »Angelikas Ermüdungsbrüche«). Die kinesiologische Testung auf Abwertungskonflikt bestätigt meine Vermutung. Die Verdickung des Fingergelenks hat den Sinn, dass sich das Gelenk als Gegenreaktion zum Abwertungskonflikt verstärkt, um die Belastung – wortwörtlich – besser in den Griff zu bekommen.

Patriciu sticht es zwischen den Schulterblättern

Patriciu geht mit eigentümlich nach vorn gezogenen Schultern auf mich zu und reicht mir seine Hand. Er wirkt älter als seine 54 Jahre, was sich vermutlich auf seine schwere körperliche Arbeit als Bauarbeiter zurückführen lässt. Ein chronisches Hämorrhoidalleiden belastet den gebürtigen Rumänen seit mehr als drei Jahrzehnten. Er wurde schon zweimal operiert – erfolglos. Noch schlimmer als den Juckreiz im Analbereich empfindet er den ständigen Harndrang. Auch während der Behandlung geht er mehrmals auf die Toilette. Mir fällt auf, dass er kaum stillsitzen kann und ständig die Schultern bewegt, als ob er etwas abstreifen möchte. Ich frage ihn danach.

»Sie werden irgendwie nach vorn gezogen. Meine Mutter schimpfte mich deswegen immer und sagte, ich hätte die gleiche schlechte Haltung wie mein Großvater. Ich kann aber nicht anders. Ich habe nämlich das Gefühl, dass da irgendetwas zwischen meinen Schultern steckt und sticht, was ich nicht loswerde. Deswegen muss ich sie immer hin und her bewegen.«

Diagnose

Ich ergreife hinter Patricius Rücken einen imaginären Pfahl und schiebe ihn in seiner Aura auf und ab. Ohne dass er sieht, was ich tue, reagiert er gereizt:

»Was machen Sie da? Das ist sehr unangenehm. Es ist, als ob sich etwas in mir nach oben und unten bewegt.«

Mein Verdacht: Patriciu trägt das karmische Muster der Pfählung in sich und hat es informatorisch vom Großvater geerbt. Das bestätigt auch die kinesiologische Testung.

Hintergrund

Bei einer Pfählung wird der Mensch auf einen abgerundeten und eingefetteten Stock gesetzt. Durch das Eigengewicht seines Körpers dringt dieser durch Anus oder Vagina ein, durchstößt die Darm- oder Vaginalwand, bohrt sich kopfwärts weiter, durchdringt das Zwerchfell und die Lunge und tritt am Oberkörper zwischen den Schulterblättern aus. Eine Prozedur, die zu einem qualvollen und langsamen Tod führt, da die Pfahlspitze aufgrund der Abrundung an der Spitze keine lebensnotwendigen Organe verletzt, sondern sich langsam durch den Körper schiebt und somit die extremen Qualen noch verlängert.

Krankheiten, Beschwerden und Aspekte

- Beckenbodenschwäche
- Hämorrhoiden, Analfisteln, Marisken, Analprolaps, Analjuckreiz, Divertikel des Enddarms
- Harnblasenentleerungsstörungen und -entzündungen
- Hernien, Leistenbrüche, Nabelbrüche, Schenkelbrüche
- Stechende Schmerzen oder Verspannungen zwischen den Schulterblättern oder vorn im Bereich des Brustbeins
- Schlechte Haltung: Nach vorn gebeugt mit vorgezogenen Schultern, Kopf nach vorn verschoben wirkend
- Motorische Unruhe im Oberkörper

Das sagen Betroffene

- Ich leide unter unerklärlichen Schmerzen und/oder Juckreiz zwischen meinen Schulterblättern, sodass ich sie dauernd hin und her bewegen muss.
- Irgendetwas steckt in meinem Brustbein.
- Ich stehe seit meiner Kindheit so steif da, als ob ich einen Stock verschluckt hätte.
- Ich fühle mich wie aufgespießt.

Das karmische Muster der Pfählung ist typischerweise mit einem Identitätskonflikt verbunden: Der Betroffene stellt sich laufend selbst infrage; er weiß nicht, woher er kommt oder wohin er gehört. Er leidet unter Entscheidungsschwäche und tut sich schwer bei grundsätzlichen Fragen wie: Welchen Beruf soll ich ergreifen? Welchen Partner wählen? Was ist meine Aufgabe in diesem Leben? Derartige Unsicherheiten provozieren eine nervöse Dauerspannung im Schließmuskel, was zu Hämorrhoiden oder anderen Erkrankungen des Enddarms führen kann.

Therapie

Patriciu verschränkt die Arme vor seiner Brust, ich greife von hinten unter seine Ellenbogen. Dann hebe ich ihn mit einem kurzen Ruck vom »Pfahl«. Mit einer rechtsdrehenden Handbewegung verschließe ich Ein- und Austrittspunkte des Pfahls in der Aura des Patienten, um zu verhindern, dass fortlaufend Lebensenergie aus den »Öffnungen« fließt.

An der Abbildung des Analbereichs im Anatomieatlas– Patriciu hat ihn auf den Knien liegen – drücke ich mit der chirurgischen Sonde auf die Abbildung des Enddarms, wo sich die Hämorrhoiden befinden. Dabei verspürt Patriciu ein leichtes Kribbeln. Ich ziehe mit der Pinzette in der Hand gedanklich eine Schlinge um die Hämorrhoiden, veröde diese mit dem roten Laser und schneide sie mit einer Schere ab.

Operation beendet! Patriciu wundert sich, dass er in der Nachtestung am Anatomieatlas nichts mehr spürt. Zur Sicherheit prüfe ich kinesiologisch nochmals auf »Pfählung«, die sich aber ebenfalls nicht mehr finden lässt. Die Umprogrammierung am Hirnrelais für Afterschleimhaut komplettiert den therapeutischen Eingriff. Die kinesiologische Testung auf »Identitätskonflikt« ergibt nun einen unauffälligen Befund. Patriciu bleibt stabil stehen!

Therapieerfolg

Noch während der Operation hat sich Patriciu aufzurichten begonnen. Er kann die Schultern zurückziehen, bleibt das erste Mal, seit er die Praxis betreten hat, ruhig sitzen und atmet tief durch:

»Seitdem ich denken kann, nervt mich irgendetwas zwischen meinen Schulterblättern. Es ließ sich einfach nicht abschütteln. Wie durch ein Wunder ist jetzt dort auch das Stechen weg.«

Er wirkt auf mich jetzt überhaupt nicht mehr freudlos und zerfahren, sondern fokussiert und geradezu bestimmt.

Ein paar Wochen später schreibt er mir, dass er am Tag nach der Behandlung noch eine einmalige anale Blutung gehabt habe, die Hämorrhoiden danach aber ganz verschwunden seien.

Das Phänomen der Erstverschlechterung ist auch aus der Homöopathie bekannt. So kann es nach einer aurachirurgischen Behandlung durch Reaktivierung des zugrunde liegenden Informationsmusters zu einer erneuten Blutung kommen.

Sebastian mit dem Narbenmal am Bauch

Sebastian ist ein aufmerksamer und höflicher Bursche. Offen blickt er mir ins Gesicht und erklärt mir den Grund seines Kommens.

»Ich leide unter starkem Sodbrennen und habe Reflux.«

Wie er mit Fachbegriffen um sich wirft! Und sogar noch das Krankheitsbild erklärt – für einen 12-Jährigen ist das schon ungewöhnlich. Tatsächlich muss er zwischendurch mehrmals aufstoßen. Die Mutter ergänzt, dass auch eine Ernährungsumstellung, wie ärztlicherseits empfohlen, nichts gebracht habe. Sebastian empfindet es natürlich als sehr belastend, während des Sprechens immer mal wieder rülpsen zu müssen.

»Meine Klassenkameraden lachen mich deshalb aus, vor allem, wenn ich ein Referat halten muss – das ist mir megapeinlich!«

Zudem schmerze ihn das Sodbrennen – logisch, es verätzt die Speiseröhre. Seltsam, oder: Sodbrennen und Reflux bei einem Kind? Das gilt doch als typische Begleiterscheinung bei zu viel fettem und schwerem Essen und findet sich meist bei übergewichtigen Erwachsenen.

Diagnose

Ich bitte Sebastian, in der kinesiologischen Testung »medizinische Versuche« zu sagen. Dann stoße ich ihn leicht nach vorn. Er kippt und wird sofort blass. Eine deutliche Resonanz. Als Nächstes ziehe ich an der in Sebastians Schlund steckenden virtuellen Magensonde vor seinem geöffneten Mund. Er beginnt heftig zu würgen und zu husten. Tränen schießen ihm in die Augen.

Hintergrund

Als karmisches Muster der medizinischen Versuche bezeichnet die Aurachirurgie die informatorischen Folgeerscheinungen von in der Vergangenheit durchgeführten medizinischen Versuchen. Dabei ist festzustellen, dass letztlich jeder medizinische Eingriff und jede Therapie als medizinischer Versuch beginnt, denn niemand kann vorab definitiv wissen, welche Wirkungen und Nebenwirkungen eintreten werden und ob angesichts der Nebenwirkungen der Einsatz einer Operationsmethode, einer Substanz oder auch einer Impfung kontraindiziert ist. Vor Einführung einer neuen therapeutischen Methode gilt es angemessene klinische Studien durchzuführen, um Nutzen und Sicherheit für die Menschen zu garantieren. Ob diese – schon durch die Berufsordnung der Ärztekammer garantierte – Selbstverpflichtung des ärztlichen Standes durch politische »Notmaßnahmen« ausgehebelt werden darf, erscheint doch mehr als zweifelhaft. Angesichts der nur unzureichend getesteten, durch Notfallzulassung unter staatlich garantiertem Haftungsausschluss für die Hersteller zugelassenen und weltweit an Milliarden von Menschen applizierten mRNA-»Impfungen« erlebten und erleben wir den größten medizinischen Versuch der Geschichte.

Krankheiten, Beschwerden und Aspekte

» Angst vor Krankenhausaufenthalten und sogar »nur« vor Krankenhausbesuchen, medizinischen Eingriffen und – ganz ausgeprägt – vor Spritzen

» Nasenbluten, erschwerte Nasenatmung, chronisch rezidivierende Entzündungen der Nasennebenhöhlen inklusive daraus resultierender Verschleimungen im Bronchialbereich mit Entzündungen der Bronchien (Bronchitis)

» Sodbrennen und Reflux, Kiefersperre und Würgen bei zahnärztlichen Eingriffen

» Atemstörungen, Schnarchen und Schlafapnoe

» Entleerungsstörungen und Entzündungen der Harnblase, Inkontinenz

» Entzündungen der Nierenbecken mit Nierensteinen

» Leber- und Gallebeschwerden

» Herzstechen, Herzrhythmusstörungen, Herzrasen, Herzinsuffizienz

» Ziehen und Stechen in den Armen, insbesondere im Bereich der Ellenbeugen, der Streckseiten der Unterarme und im Handrücken

Das sagen Betroffene

- » Ich habe Angst vor Spritzen und Ärzten.
- » Ich reagiere fast panisch, wenn ich nur an ein Krankenhaus denke.
- » Beim Geruch von Desinfektionsmitteln muss ich mich übergeben.
- » Wenn ich beim Zahnarzt den Mund öffnen muss, bekomme ich einen Schlundkrampf und beginne zu würgen.

Therapie

Wie vermutet, kann ich bei Sebastian auf der entsprechenden Abbildung im Anatomieatlas für den Mageneingang eine starke Resonanz auslösen. Deshalb mache ich mich daran, die karmische Magensonde zu »ziehen«: Im Mageneingangsbereich steckt ein mit Luft gefüllter Ballon, der ein Zurückgleiten der Magensonde verhindert. Diesen Ballon gilt es an der Abbildung des Magens im Anatomieatlas virtuell mit einem Skalpell zu »zerstechen«, bevor die Magensonde über den Mund herausgezogen werden kann. Aus energetischer Sicht bildet der Ballon die entscheidende Blockade bei der Entfernung dieses Musters.

Therapieerfolg

»O Mann – das gibt's doch nicht. Der Druck in meinem Magen und auch der im Hals ist weg!«

Die Erleichterung sprudelt nur so aus Sebastian heraus. Und er redet flüssig – ohne ein einziges Mal aufzustoßen!

Die Mutter schaut erstaunt zwischen Sebastian und mir hin und her und bittet ihren Sohn, den Pullover zu heben.

»Wissen Sie, wo das da herkommt?«

Sie blickt mich fragend an und deutet auf ein rosa gefärbtes Narbenmal oberhalb seines Nabels.

»Das hat er seit seiner Geburt. Herr Doktor, gibt es da vielleicht einen Zusammenhang?«

Ich bin mir sicher: Die Bauchdeckennarbe ist das Überbleibsel einer von extern angebrachten Magensonde, einer sogenannten PEG (perkutane endoskopische Gastrostomie). Die Narbe präsentiert den morphologischen, das Sodbrennen den funktionellen Aspekt des karmischen Musters der medizinischen Versuche. Denkbar wäre, dass einer von Sebastians Vorfahren eine externe Magensonde gelegt bekam und der Bub diese Information übernommen hat.

Drei Monate später erhalte ich eine Mail von ihm:

»Ich muss seit Ihrer Behandlung nicht mehr rülpsen. Endlich lacht mich keiner mehr aus. Meine Narbe ist mir voll egal, die tut nicht weh und ist mein Label.«

Annika und ihr ungeklärter Diabetes

Vor mir liegt der Arztbrief der 13-jährigen Annika: Bei einer routinemäßigen Untersuchung sind erhöhte Blutzuckerwerte festgestellt worden. Ihre Mutter kann sich das nicht erklären. Sie koche doch sehr gesund, auch esse ihre Tochter kaum Süßigkeiten und, wie jeder sehen könne, ist sie ja auch sehr schlank. Der Arzt hat die Diagnose einer subdiabetischen Stoffwechsellage gestellt. Was bedeutet, dass bei Annika eine Erhöhung der Nüchternblutzuckerwerte vorliegt, also die Vorstufe zu einem manifesten Diabetes mellitus. Eine deprimierende Diagnose, gerade für ein Kind!

Auch der Vater ist mit in meine Sprechstunde gekommen. Bisher hat er sich nicht ins Gespräch eingemischt, aber nun berichtet er von einer Begebenheit, die ihn und seine Frau in Erstaunen versetzt hatte: Während der

Sommerferien vor drei Jahren habe die Familie zusammen eine Höhle besichtigen wollen. Doch Annika sei schon nach ein paar Metern plötzlich in Panik geraten und total verschreckt und schluchzend zum Ausgang gerannt.

»Könnte es sein, dass dies ein psychisches Schlüsselerlebnis gewesen ist?«, fragt er mich. Denn danach habe Annika nächtelang nur schwer einschlafen können und sei immer wieder schreiend aufgewacht. Er selbst, ein Bergmann, habe anfänglich damit zu kämpfen gehabt, unter Tage zu arbeiten.

»Ich kann mich also gut in ihre Angst hineinversetzen.«

Weiter berichtet er, dass schon Annikas Großvater unter Tage geschuftet hätte und sogar einmal verschüttet worden sei.

»Nur durch einen glücklichen Zufall oder, wenn man so will, durch Fügung wurde er gerettet.«

Diagnose

Tatsächlich bestätigt sich das vermutete karmische Muster des Lebendig-Begraben-Werdens in der kinesiologischen Testung. Aber es lässt sich auch eine Resonanz in Annikas Aura auslösen: Dazu drücke ich mit meiner flachen Hand imaginär im Abstand von etwa zehn Zentimetern berührungsfrei von vorn auf die Brust beziehungsweise von hinten auf den Rücken. Während sich auf der Rückseite keine Empfindung einstellt, gibt Annika an, den Druck von vorn deutlich zu spüren.

Diese Resonanz zeigt an, dass derjenige, der Annika das Muster vererbt hat, mit dem Rücken nach unten lag und von oben das Erdreich auf seine Brust drückte. Damit nicht genug: Auch in der Testung auf Sträubekonflikt geht Annika in Resonanz und kippt zur Überraschung ihrer

Eltern nach vorn. Ein Sträubekonflikt kann regelmäßig bei Diabetes mellitus gefunden werden: Er manifestiert sich im Sich-zur-Wehr-Setzen (»sträuben«) gegen eine emotional belastende Situation. Der körperliche Ausgleich besteht in einer Reduktion der Insulinausschüttung aus den Langerhans'schen Inselzellen (insulinproduzierende Anteile der Bauchspeicheldrüse) mit einer daraus resultierenden Hyperglykämie (Erhöhung des Blutzuckers). Der Sinn besteht darin, dem Gehirn mehr Zucker zur Verfügung zu stellen, um auf die gefahrvolle Situation schneller reagieren zu können. Getriggert wird der Sträubekonflikt durch das karmische Muster des Lebendig-Begraben-Werdens, was beim Betroffenen zu einer intensiven emotionalen Reaktion beim Betreten enger Räume und einem daraus resultierenden Ausgleichsmechanismus auf Organebene führt.

In der aurachirurgischen Untersuchung des Hirnrelais der Bauchspeicheldrüse am Anatomieatlas zeigt sich bei Annika eine Resonanz als Zeichen einer energetischen Störung. In der NLS-Analyse können weitere Befunde erhoben werden: zum einen »Schock durch Lebendig-Begraben-Werden« auf dem Hirnventrikel, zum anderen eine energetische Belastung der Hypophyse durch die Information des Sträubekonflikts aufgrund des karmischen Musters.

Aus informatorischer Sicht ist die Diagnose des Diabetes mellitus damit schlüssig. Auch die vordergründig irrational erscheinenden Ängste, die Annika nach dem Höhlenbesuch nicht schlafen ließen, sind erklärt.

Krankheiten, Beschwerden und Aspekte

» Träume, lebendig begraben zu werden
» Klaustrophobie

- Angst vor Dunkelheit
- Emotionale Einsamkeit, Angst vor dem Alleinsein, Gefühl des Mutterseelenalleinseins
- Druckgefühl an bestimmten Körperstellen zum Beispiel Rücken, Brust, Bauch, Oberschenkeln
- Atembeschwerden
- Kälteempfindlichkeit, Angst vor dem Erfrieren
- Stechende Empfindungen im Bereich des Herzens

Das sagen Betroffene

- Ich habe Angst vor dem Schlafengehen.
- Ich träume davon, für tot erklärt und dann lebendig begraben zu werden.
- Ich habe Angst vor Dunkelheit und vor engen Räumen und Aufzügen.
- Ich friere immer, obwohl andere nicht frieren.
- Ich habe das Gefühl, allein auf der Welt zu sein und leide sehr unter Einsamkeit.
- Mich sticht es immer wieder scheinbar grundlos ins Herz.

Nicht selten wird das karmische Muster des Lebendig-Begraben-Werdens auch von einem Keuschheitsgelübde begleitet. Hintergrund ist, dass in der Antike wie auch im Mittelalter diese Bestrafung bei Verstößen gegen die Keuschheit üblich war. Heute noch zeugt der Tempel der Vesta auf dem Forum Romanum in Rom davon. Dort brannte das ewige Feuer der Stadt – das Sinnbild für das Bestehen des Römischen Reichs. Bewacht wurde es von den Vestalinnen, denen auferlegt worden war, keusch zu leben. Der römische Schriftsteller Plinius der Jüngere beschreibt, wie einst die Vestalin Cornelia lebendig begraben wurde, weil man sie der Unkeuschheit bezichtigt hatte.

Therapie

Da Annika die Resonanz im Brustbereich spürt, muss ich sie von vorn »ausgraben«. Dazu bitte ich sie, sich auf den Boden zu legen. Mit meinen Händen forme ich eine Schaufel, trage fiktiv das Erdreich von Kopf bis Fuß ab und verwerfe es. Ich fordere Annika auf, aufzustehen und aus der »Grube« zu steigen.

Auf dem Hirnrelais der Bauchspeicheldrüse injiziere ich die invertierte Information des Sträubekonflikts und harmonisiere mit der Stimmgabel, bis Annika in der aurachirurgischen Nachtestung angibt, kein Ziehen mehr im entsprechenden Hirnareal zu verspüren.

Therapieerfolg

Der Arztbrief des behandelnden Diabetologen zeigt acht Wochen nach aurachirurgischer Behandlung, dass sich Annikas Blutzuckerwerte in der Folge normalisierten. Der Vater hatte handschriftlich hinzugefügt:

»Stellen Sie sich vor, letztes Wochenende wollte Annika unbedingt in diese Höhle gehen. Und sie schaffte es – ganz ohne anschließende Panikattacke und Albträume.«

Philipp lässt sich nicht (er)pressen

Philipp kommt in die Behandlung wegen eines seit seiner Jugend bestehenden Druckgefühls auf der Brust. Verschlimmert hat sich die Symptomatik Anfang 2021:

»Nicht weniger als fünf Ärzte – Kardiologe, Gastroenterologe, Neurologe, Pulmonologe und ein Psychiater – mussten passen. Keine Diagnose. Ich habe das Gefühl, dass sie mich für einen Hypochonder hielten, denn keiner hat irgendetwas Auffälliges finden können.«

Das Druckgefühl, so beschreibt er weiter, schwäche sich zwar unter der Woche und während der Arbeitszeit ab, doch verstärke es sich an den Wochenenden und auch im Urlaub. Er müsse sich dann ins Bett legen und darauf hoffen, dass es nachlasse, was manchmal der Fall sei. Aber weder Sport noch Saunagänge würden helfen. Und leider auch keinerlei Hausmittel.

Ich frage ihn nach seinen Träumen.

Philipp stutzt. Ihm schwant wohl etwas:

»Ja, da gibt es tatsächlich einen wiederkehrenden Albtraum. Ich werde von Männern gepackt und zu Boden gedrückt. Das träume ich schon seit der Kindheit immer mal wieder. Echt belastend und gruselig, obwohl ich eigentlich kein ängstlicher Mensch bin. Aber nach solchen Träumen wache ich schweißgebadet auf und brauche eine ewige Zeit, bis ich mich beruhigt habe und wieder einschlafen kann. Die drastischen Maßnahmen in der Coronazeit mit Lockdown, Maskenpflicht, Homeoffice und Aussicht auf die bevorstehende Impfung sind mir schwer an die Substanz gegangen«, erklärt der 41-jährige Biologe, immer noch darüber empört. Im Zusammenhang mit den staatlichen Verordnungen zur Eindämmung der Coronakrise ist Philipps Krankheitsbild geradezu exemplarisch.

In meine Praxis kamen seinerzeit vermehrt Patienten mit einer *frozen shoulder.* Sie berichteten von Maskenpflicht am Arbeitsplatz, obwohl sie dem Arbeitgeber ein ärztliches Attest wegen Asthma bronchiale oder anderer Atemwegserkrankungen vorgelegt hatten. Der daraus resultierende Abwertungskonflikt projizierte sich in die Schulter und glich sich dort als Steifigkeit aus. Suchte ich in der aurachirurgischen Sitzung nach den tieferen Ursachen, so wurde ich regelmäßig beim karmischen Muster des Pressens fündig.

Diagnose

Bei Druckempfinden auf der Brust ohne organische Entsprechung finden sich aus aurachirurgischer Sicht zwei karmische Muster: das des Sklavenjochs und das des Pressens. Die kinesiologische Testung ergibt nur beim Muster des Pressens einen positiven Befund. Aus Konfliktsicht handelt es sich um einen Abwertungskonflikt der Rippen und des Brustbeins, entsprechend prüfe ich die Hirnrelais dieser Strukturen an der anatomischen Abbildung des Großhirns. Philipp geht dort in Resonanz. Aus aurachirurgischer Sicht ergibt sich folgende Kausalkette: Philipp trägt in seinem feinstofflichen Körper die Information des Pressens, das sowohl die Wahrscheinlichkeit für Abwertungen aller Art als auch deren Intensität im emotionalen Erleben erhöht. Wäre er frei von dieser Art der karmischen Belastung, könnte er Abwertungen in diesem Leben leichter wegstecken und verarbeiten.

Somit kein Wunder, dass sich keine morphologisch sichtbaren Befunde finden lassen, denn die Information des Pressens und des daraus resultierenden Abwertungskonflikts sind im feinstofflichen Körper gespeichert und verursachen funktionelle Störungen in Form von Schmerzen.

Durch die auferlegten Beschränkungen seiner persönlichen Freiheit fühlt sich Philipp in die Enge getrieben, was in ihm alte und unbewusste Erfahrungen triggert. Hamer spricht hier von einer »Schiene«: Der Betroffene wird durch die staatlich verordneten Einschränkungen an die Rahmenbedingungen des einstigen Traumas erinnert: Er fühlt sich erpresst und erleidet ein sogenanntes Konfliktrezidiv. Wurden Philipp im Vorleben oder einem seiner Vorfahren einst Ziegelsteine auf die Brust gelegt, so macht ihm nun der Staat Vorschriften, die er als existenzielle Bürde empfindet, weil sie seine Freiheit einschränken. Die Gesetze und Regeln des Staates entsprechen den Ziegelsteinen von einst! Ob seelischer oder physischer Druck – beides verursacht identische Symptome auf Brust und Rippen. Dass sich die Symptome am Wochenende verstärken, ist typisch: Unter der Woche befindet sich Philipp in der konfliktaktiven Phase, ist mit der Abwehr des Konflikts beschäftigt und kann sich keine Schwäche leisten. An den Wochenenden geht er in die Heilungsphase, und da kommen die Symptome zum Vorschein.

Hintergrund

»Pressen« war auch in unserem Kulturkreis bis zur Einführung rechtsstaatlicher Prinzipien eine übliche Foltermethode, um Geständnisse zu erzwingen. Der Angeklagte wurde auf den Boden gelegt und so lange mit Gewichten beschwert, bis er auszusagen begann. Die Prozedur endete in vielen Fällen tödlich, weil der Angeklagte unter der Last erstickte.

Krankheiten, Beschwerden und Aspekte

» Träume vom Pressen
» Erpressungen im realen Leben

- Unerklärliches Druckgefühl auf der Brust und/oder auf dem Rücken
- Atemnot

Therapie

Um das karmische Muster des Pressens zu entfernen, teste ich zunächst kinesiologisch, auf welche Körperseite der Druck ausgeübt wurde: von vorn auf Brust und Bauch oder von hinten auf Schultern und Rücken. Optional kann ich den Ort der Belastung für den Patienten auch durch Abtasten in dessen Aura spürbar machen. Offensichtlich wurden Philipp in einem Vorleben die Gewichte auf den Rücken gelegt, während er mit dem Bauch nach unten lag. Ich räume mit der Hand imaginativ die Lasten auf der Körperrückseite weg und verwerfe sie energetisch. Anschließend bitte ich Philipp, selbstbestimmt einen großen Schritt zurückzutreten. Symbolisch lässt er damit das alte Trauma der belasteten Vergangenheit hinter sich und geht in die Gegenwart der Freiheit.

Therapieerfolg

Noch während ich im feinstofflichen Körper die Gewichte entferne, beginnt Philipp laut und heftig zu atmen, er muss husten und ringt nach Luft. Auch für mich ein kritischer Moment. Hoffentlich dekompensiert er jetzt nicht! Bei dem Schritt nach hinten beginnt er hemmungslos zu weinen.

Ich führe ihn zum Sofa, wo er mehrere Minuten sitzen bleibt, das Gesicht schwer in die Hände gestützt. Nur langsam findet er seine Fassung wieder und blickt mich mit feuchten Augen an.

»Ich wusste doch, dass ich kein Hypochonder bin.«

Langsam steht er auf, dehnt und reckt sich: »Aaahhh, wie angenehm …«, seufzt er erleichtert und streicht sich über Brust und Bauch.

Ab sofort ist Philipp sein Druckgefühl los – dessen bin ich mir sicher.

Er wird anschließend schreiben, dass er nach der Behandlung so durcheinander gewesen ist, dass er nach dem Verlassen der Praxisräume statt zum Hausausgang in den Keller hinunterging. Das habe ihn ziemlich amüsiert, wo er auf sein gutes Orientierungsvermögen doch immer so stolz gewesen sei.

Alexanders Schreckensdiagnose

Er kommt festen Schrittes herein, sein Händedruck ist auffallend stark, sein Lachen breit. Locker trägt er sein Jackett über der Schulter, der Hemdkragen ist aufgestellt. Alexander wirkt aufgeräumt, erfolgreich – ein Mann, der mit sich im Reinen ist. Doch seine gute Laune ist vorgetäuscht, wie sich sofort herausstellt, als er den Grund für sein Kommen erklärt: Es ist ein frisch diagnostiziertes Bronchialkarzinom.

Von einer Sekunde auf die andere ändert sich seine Haltung. Dem 54-Jährigen sitzt der Schreck über diese Diagnose tief in den Knochen. Er ahnt, dass der Tumor in einem erkennbaren zeitlichen Zusammenhang steht: mit der Angst um seinen Arbeitsplatz in einer Firma, die sich gerade in einer umfassenden Reorganisation befindet.

»Mein Job wackelt – ich stehe auf der Abschussliste«, befürchtet er und kann kaum seine Tränen zurückhalten.

Alexander schildert, wie sehr er als Kind unter der Arbeitslosigkeit seines Vaters gelitten habe.

»Wiederholt sich das Schicksal – werde auch ich auf der Straße stehen und noch todkrank dabei?«

Sein Blick ist verzweifelt. Er habe sich so für das Unternehmen eingesetzt und stets versucht, den Umsatz zu steigern. Doch der neue Chef baue auf jüngere Mitarbeiter.

»Deshalb werde ich wohl über die Klinge springen müssen«, dessen sei er sich sicher.

Bei Bronchialkarzinomen kommen drei Konflikte infrage: Schreckangstkonflikt, Revierangstkonflikt und Sprachlosigkeitskonflikt. Angesichts Alexanders Schilderung sind Schreckangstkonflikt (Schreck durch drohende Kündigung beziehungsweise Angst um die berufliche Zukunft) und Revierangstkonflikt (Angst um den Arbeitsplatz als Revier) die wahrscheinlichsten.

Diagnose

In der kinesiologischen Testung dominiert der Revierangstkonflikt, das Hirnrelais der Bronchialschleimhaut zeigt eine Resonanz. Das Bronchialkarzinom ist somit der körperliche Ausgleich für den erlittenen Revierangstkonflikt. Dazu passt, dass sich in der Testung auf Kastration ebenfalls ein positiver Befund ergibt. Denn das karmische Muster der Kastration verstärkt typischerweise Revierkonflikte. Auf die Kastration komme ich aufgrund von Alexanders forscher Art.

> Menschen mit dem karmischen Muster der Kastration neigen zu präpotentem Verhalten, sind in ihrem Charakter vorlaut, besserwisserisch und rechthaberisch und haben oft ein Faible für Kraftsport und Bodybuilding.

Auf Nachfrage ergibt sich, dass sich das karmische Muster der Kastration auch organisch bei Alexander ausgeglichen hat: Als Kind litt er unter einer Vorhautverengung, die im Alter von fünf Jahren operiert werden musste. Auch die Rechthaberei wird bestätigt: »Das sagen meine Frau und meine Kinder auch immer«, meint er beschämt.

Gerade bei einem Patienten mit dem karmischen Muster der Kastration wiegt der Verlust des Arbeitsplatzes besonders schwer. Er induziert unter Umständen zusätzlich einen Verlustkonflikt, der typischerweise auf den Hoden energetisch ausgeglichen wird. Und richtig: Alexander geht auch im Bereich des Hirnrelais der Hoden in Resonanz und beschreibt ein leichtes Ziehen. Am Bronchialbaum sowie auf der Hypophyse finden sich in der NLS-Analyse schwere energetische Störungen durch den Revierangstkonflikt, an den Hoden und auf der Hypophyse die Information der Kastration und des Verlustkonflikts, auf dem Hirnventrikel die Information des Schocks durch Kastration. Weitere energetische Belastungen lassen sich identifizieren: Mycobacterium tuberculosis, der Erreger der Tuberkulose, und Treponema pallidum, der Erreger der Syphilis.

Bei Tumorerkrankungen zeigt sich in vielen Fällen eine miasmatische Belastung durch Syphilis. Hatte ein Vorfahre die Infektion einer Syphilis, so vererbt sich die entsprechende Information epigenetisch auf die Nachkommen und erhöht bei ihnen die Gefahr zur Tumorbildung. Eine Information ist keine Infektion! Die Behandlung eines syphilitischen Miasmas erfolgt üblicherweise durch homöopathische Mittel.

Hintergrund

Unter einer Kastration versteht man die chirurgische Entfernung der Keimdrüsen (Gonaden). Früher wurden sowohl Penis als auch Hoden entfernt, vielfach in höchst grausamen Prozeduren. Kastrationen erfolgten in unterschiedlichen Zusammenhängen: als rituelle Kastration vor Durchführung der Todesstrafe, bei »widernatürlicher Unzucht«, also sexuellen Handlungen mit Tieren, Homosexualität und bei krankhaft verstärktem Sexualtrieb.

»Kastraten« waren in jungen Jahren ihrer Geschlechtsorgane beraubte Sänger, die durch den Eingriff ihre hohen Stimmen behielten. Ihnen wurde im Fall einer erfolgreichen Gesangskarriere ein luxuriöses Leben und Aufstieg in hohe gesellschaftliche Schichten ermöglicht. Auch die katholische Kirche kastrierte über Jahrhunderte Buben mit schönen Gesangsstimmen, allerdings nicht primär in der Absicht, ihnen diese zu erhalten, sondern um Männer verfügbar zu haben, die die hohen Frauenstimmen im Kirchenchor übernehmen konnten. Auf diese Weise gelang es, das weibliche Geschlecht aus der Gestaltung des rituellen Lebens herauszuhalten.

Bis Mitte des 19. Jahrhunderts ging man auch in der Medizin davon aus, dass ein »übersteigerter« Sexualtrieb sowohl durch eine erbliche Veranlagung sowie durch Müßiggang, Masturbation und eine sitzende Lebensweise verursacht werde. Behandlungsmethoden umfassten – neben kalten Bädern, säuerlichen Getränken, schwerer körperlicher Arbeit und der erzwungenen Besinnung auf moralische Werte – in als besonders schwer erachteten Fällen sogar die Kastration.

Krankheiten, Beschwerden und Aspekte

» Phimose
» Unfruchtbarkeit
» Impotenz
» Chronisch rezidivierende Hodenentzündungen, Hodenzysten
» Hodenhochstand
» Präpotenter, rechthaberischer, penibler Charakter
» Narzissmus
» Minderwertigkeitskomplexe
» Vorliebe für Bodybuilding als Kompensationsmechanismus für seelisches Defizit (»Rechthaberei auf körperlicher Ebene«)
» Vermeiden von Singen

Bei Einnahme von Anabolika (chemische Kastration) oder bei Sterilisation durch Vasektomie ist zu diskutieren, ob daraus das karmische Muster der Kastration feinstofflich manifestiert oder verstärkt wird. Auch bei Frauen kann dieses Muster nachgewiesen werden und führt zu ähnlichen Charaktereigenschaften wie bei Männern.

Das sagen Betroffene

» Ich habe unerklärliche Schmerzen im Genitalbereich.
» Ich nehme ständig an Gewicht zu, obwohl ich mein Ernährungsverhalten nicht geändert habe.
» Ich versage im Bett.
» Ich hasse Singen.

Therapie

Ich drücke im Anatomieatlas, Alexander hält ihn auf seinem Schoß, mit der Präpariersonde auf die Samenleiter. Er reagiert mit einem leichten Zucken im Schoß – der Anatomieatlas wackelt sogar etwas. Somit eine objektiv erkennbare Resonanz! In der sich anschließenden Operation werden die Samenleiterenden aurachirurgisch mit der Pinzette verbunden und verklippt. Nun stelle ich mich vor Alexander und ergreife imaginär seine Hoden, was er deutlich in der Aura spürt. Ich setze sie an die »ursprüngliche« Stelle zurück und fixiere sie im Geiste. In der Nachtestung ist das zuvor beschriebene Gefühl im Schritt verschwunden. Die Hirnrelais für Bronchialschleimhaut und Hoden werden aurachirurgisch umprogrammiert. Es folgt das Segnungsritual:

Alexander segnet seine Firma, namentlich die Manager des Unternehmens, aber auch einzelne Mitarbeiter, die in ihm Unwohlsein oder Ärger auslösen, sobald er an sie denkt. Dazu drücke ich leicht mit meinem rechten Zeigefinger auf Alexanders Kreuzbein und wirke so als eine Art Blitzableiter, was von ihm als unterstützend und verstärkend empfunden wird. Die Miasmen der Tuberkulose und der Syphilis wird Alexander entsprechend homöopathisch ausleiten.

Therapieerfolg

Sechs Monate später kommt Alexander zusammen mit seiner Frau in meine Praxis und legt mir die Röntgenaufnahmen des Thorax auf den Schreibtisch:

»Der Krebs hat sich komplett zurückgebildet. Der Radiologe hat gefragt, was ich denn gemacht hätte. Ich erzählte ihm, dass ich beim Onkologen gewesen wäre. Er darauf:

›Nein, was haben Sie wirklich gemacht?‹ Ich daraufhin: Ich war beim Aurachirurgen. Mit dieser Antwort war er zufrieden und hat genickt.« Im Übrigen hat Alexander eine neue Arbeitsstelle gefunden.

Wie Walter zum »Markenbotschafter« wurde

Denke ich an Menschen mit Armutsgelübde, fällt mir sofort Walter ein und wie er mir am Anfang der aurachirurgischen Sitzung seinen Geldbeutel auf meinen Schreibtisch legt: ranzig, abgegriffen, speckig. Das Leder wird nur noch von ein paar Klebestreifen zusammengehalten, die ebenfalls bereits im Begriff sind sich abzulösen. Ein Armutsgelübde par excellence, das der 61-Jährige mir da präsentiert! Dass ich ihn nach der Behandlung bitten werde, ein Foto von seinem Geldbeutel machen zu dürfen, weiß er allerdings noch nicht. Er wird es mir erlauben. Nein, mehr noch.

Aber jetzt erst einmal eingetaucht in die Behandlung. Walter kommt wegen seiner seit sechs Monaten bestehenden Darmbeschwerden. Genauer gesagt: Er leidet unter Darmblähungen und unregelmäßigem Stuhlgang, zweimal hatte er sogar schon eine Darmkolik. Die Untersuchung beim Gastroenterologen ergab weder in der Sonografie noch in der Koloskopie einen auffälligen Befund. Befragt nach einem möglichen Auslöser vor Beginn der Symptomatik, denkt er kurz nach, und dann bricht es aus ihm heraus: Sein Vater sei vor neun Monaten verstorben, und er habe bei der Testamentseröffnung erfahren müssen, dass seinem Bruder der Großteil des Vermögens vererbt wurde. Insbesondere das Elternhaus, das ihm immer versprochen worden war, sei an den Bruder gegangen. Was für eine Enttäuschung: das Heim, in dem er sich stets so wohlgefühlt hatte.

Diagnose

Ein typischer Befund, wie ich aus Erfahrung weiß und wie er durch die kinesiologische Testung auch gleich verifiziert werden kann: Die Darmbeschwerden resultieren aus einem sogenannten Brockenkonflikt, einem seelischen Brocken, der im Gedärm steckt. Es gibt zwei Arten von Brocken, die Konflikte auslösen können: den erwünschten und den unerwünschten Brocken. Ersterer soll aufgenommen werden, Letzteren gilt es auszuscheiden.

Werner kippt bei Testung auf »einen unerwünschten Brocken ausscheiden wollen«, während er bei Testung auf »einen erwünschten Brocken aufnehmen wollen« wie festgewurzelt stehen bleibt. Somit reagiert er resonant auf den Streit mit dem Bruder, der ihn seelisch belastet und sich über den Darm körperlich ausgleicht. Das Ergebnis sind Darmbeschwerden: Der Darm versucht, durch Überaktivität den Brocken loszuwerden. Verstärkt wird das emotionale Erleben des Brockenkonflikts durch ein kinesiologisch getestetes Armutsgelübde, das Walter seit Geburt als Vererbung in sich trägt und das ihn auf alles, was mit Gelddingen zu tun hat, sehr sensibel reagieren lässt. Die NLS-Analyse bestätigt auf der Hypophyse und dem Hypothalamus das Armutsgelübde. Die aurachirurgische Exploration am Anatomieatlas liefert ein positives Resonanzergebnis sowohl auf der Hypophyse als auch auf den für den Darm zuständigen Hirnrelais im Stammhirn.

Aurachirurgie ist wie ein Puzzlespiel: Man muss die richtigen Teile finden und sie korrekt zusammenlegen – und schon präsentiert sich ein schlüssiges Gesamtbild, das die körperlichen Beschwerden aufgrund seelischer Belastungen erklärt. Die daraus resultierende Therapie ergibt sich dann quasi von selbst. Auch wenn Gelübde häufig in ähnlichen Kombinationen zu finden sind, so existieren dennoch große Unterschiede hinsichtlich ihrer Auswirkungen. Abhängig von der Art der einzelnen Gelübde und abhängig vom Schweregrad jedes einzelnen Gelübdes ergeben sich zahlreiche Kombinationsmöglichkeiten. Denn jeder Mensch ist individuell geprägt und sein Schicksal in weiten Teilen vorbestimmt.

Hintergrund

Das Armutsgelübde ist das häufigste Gelübde. Es gehört zusammen mit dem Keuschheitsgelübde und dem Gehorsamkeitsgelübde beziehungsweise Ordensgelübde in den kirchlichen Bereich. Menschen mit Armutsgelübde sind häufig tatsächlich materiell arm, ohne den wahren Grund zu wissen. Sie kommen nicht zu Geld beziehungsweise das Geld kommt nicht zu ihnen. Manche sind jedoch nicht zwingend materiell arm, sondern im Gegenteil sogar durchaus wohlhabend. Sie reden gern und viel über Geld, widersprechen sich aber laufend. Einmal behaupten sie, sie seien reich und könnten es sich leisten, mit dem Arbeiten aufzuhören. Ein paar Sätze später jammern sie, wie teuer das Leben doch sei, und dass sie deshalb nicht in den Ruhestand gehen könnten. Wieder andere empfinden materiellen Besitz als belastend und scheinen über ihre Armut gar nicht unglücklich zu sein.

Das sagen Betroffene

- » Immer wenn ich zu Geld komme, verschwindet es auch gleich wieder. Es zerrinnt mir regelrecht zwischen den Fingern.
- » Ich habe den Eindruck, dass ich mit Geld nicht umgehen kann. Immer muss ich ihm nachrennen und habe große Mühe, dass ich adäquat entlohnt werde.
- » Ich investiere stets in die falschen Projekte, andere haben da viel mehr Glück und ein besseres Händchen.
- » Ich gönne mir keine neuen Dinge, ich hänge zu sehr an den alten und habe ein schlechtes Gewissen bei Neuanschaffungen.

Therapie

Um sein Armutsgelübde aufzulösen, unterschreibt Walter die Auflösungsurkunde für Eide und Gelübde. Nur wenn zuvor im Rahmen der Diagnostik ein bewusster geistiger Bezug zum Gelübde hergestellt ist, kann das Unterbewusstsein reagieren und die Belastung löschen. So wie Walter in diesem Leben oder in einem Vorleben oder ein Vorfahre einst das Gelübde durch seine Unterschrift auf einer Urkunde besiegelt hat, so leistet er jetzt eine Unterschrift unter eine neue Urkunde, die die alte ersetzt. Dann spricht er mir das Segnungsritual nach.

Gesegnet werden der verstorbene Vater und der Bruder, um die energetische Belastung in der Verbindung zu seinen Familienangehörigen friedvoll zu löschen. Um den Brockenkonflikt zu eliminieren, lege ich Walter den Anatomieatlas auf den Schoß und programmiere das entsprechende Hirnrelais am Hirnstamm aurachirurgisch um. Ab jetzt braucht es keinen organischen Ausgleich mehr – der Darm kann in Heilung gehen.

Therapieerfolg

Noch in der laufenden Sitzung wird der Darm aktiv und beginnt auch für mich hörbar zu gurgeln. Walter reibt sich den Bauch und bestätigt, dass er jetzt bereits spüre, wie sich sein Darm entspannt. Ein paar Monate später kommt er zu Besuch. Er schaut mich schelmisch an und greift in seine Hosentasche.

»Raten Sie mal, was ich Ihnen jetzt zeige – meinen neuen Geldbeutel.«

Statt meine Antwort abzuwarten, präsentiert er mir stolz seine neue, in edlem Beige gefärbte Lederbrieftasche!

Dann deutet er nach unten auf seine Füße. Er trägt brandneue Markenturnschuhe statt der alten Latschen aus seiner Jugend. Dabei grinst er über beide Ohren. Meine Vorher-Nachher-Fotos von Walters Geldbeutel und seinen Sneakers sorgen in meinen Seminaren stets für große Erheiterung. Könnte man sich die Symptome eines Armutsgelübdes und dessen Löschung besser einprägen?

Darum fährt Robert statt zu seiner Frau erst durch die Gegend

»Mögen hätt' ich schon wollen, aber dürfen hab ich mich nicht getraut.«

Dieses Zitat des bayerischen Komikers Karl Valentin schießt mir durch den Kopf, während Robert aus seinem Leben erzählt. Groß gewachsen, schlank, ein wenig linkisch in seinen Bewegungen, sitzt er vor mir. Seine Frau hat auf dem Sofa Platz genommen. Ein sympathisches Paar! Man lässt sich gegenseitig ausreden und scheint großes Verständnis füreinander zu haben. Sie lächelt ihm aufmunternd zu. Eine Aufmunterung – die kann der 47-jährige Deutschlehrer gebrauchen. Denn er hat einen Leidensweg hinter sich, der aus Angst, Scham und Erniedrigung besteht. Der Grund: Sein Spermiogramm ist schlecht – eine Einbuße seiner Männlichkeit.

»Gudrun und ich sind seit vier Jahren glücklich miteinander verheiratet – meine erste Ehe«, betont er. Doch schon in den ersten Wochen nach der Hochzeit habe er sich unwohl, eingeengt und »fast wie in einem Gefängnis« gefühlt.

»Wo ich dich doch so sehr liebe«, murmelt er in einer Mischung aus Entschuldigung und Hilflosigkeit. Deshalb fahre er nach der Arbeit erst einmal eine halbe Stunde mit dem Auto durch die Gegend, bevor er sich auf den Weg nach Hause mache.

»Ich kann einfach nicht anders.«

Gudrun schmunzelt. Sie scheint sich damit längst abgefunden zu haben und schiebt es auf eine »männliche Marotte«. Da muss ich ihr allerdings im Geiste widersprechen: Roberts Problem hat nichts mit männlichem Gebaren zu tun, sondern mit einer Gelübdeprägung – er scheint Opfer eines karmischen Musters zu sein. Was ich auch gleich teste.

Diagnose

Was steckt hinter Roberts Verhalten? Warum kann er nicht den direkten Heimweg nehmen – in Vorfreude auf seine Frau? Was hindert ihn daran? Es ist ein Keuschheitsgelübde, nach dem Armutsgelübde das zweithäufigste Gelübde.

Diese Vermutung lässt sich schnell und einfach kinesiologisch verifizieren. Auch in der NLS-Analyse kann dieses Muster sowohl auf den chromophilen Adenozyten der Hirnanhangdrüse als auch auf den Hoden nachgewiesen werden. Darüber hinaus zeigt sich eine energetische Störung auf den Hirnventrikeln durch »Schock durch Kastration« und auf dem Hypothalamus durch »Schuld durch Kastration«. Das karmische Muster der Kastration selbst stammt aus der vorletzten Seeleninkarnation, wie die Testung ergibt.

Hintergrund

Oft wird unter Keuschheit lediglich sexuelle Abstinenz oder Enthaltsamkeit verstanden. In vielen Kulturen spielte die Aufforderung zur Keuschheit als religiöses Gebot eine Rolle. Das Verständnis von Keuschheit als allgemeine Mäßigung, die nicht ausschließlich auf sexuelles Verhalten beschränkt ist, lässt sich auch an der Wandlung des Wortes »keusch« beobachten. Noch im Mittelhochdeutschen bedeutete *kiusche* nicht nur »sittsam«, sondern auch »bewusst«. Erst zum Neuhochdeutschen hin verengte sich die Bedeutung zur rein sexuellen Enthaltsamkeit.

Menschen mit Keuschheitsgelübde folgen in ihrem Denken und Handeln festen Prinzipien. Sie benehmen sich häufig überkorrekt und wirken oft sogar zwanghaft. Exzesse sind ihnen zuwider. Viele kommen gar nicht auf die Idee, sich zu verpartnern. Sie sind nicht zwingend ehelos, häufig aber geschieden. Manche neigen zur Promiskuität als Überkompensation des seelisch empfundenen Defizits. So habe ich gelegentlich auch Patientinnen aus dem Rotlichtmilieu: Sie fühlen sich sexuell nicht begehrt und minderwertig und versuchen, über die berufliche

Tätigkeit ihr Keuschheitsgelübde unbewusst loszuwerden. Frauen mit dieser Belastung haben häufig einen unerfüllten Kinderwunsch: Das Bewusstsein will zwar ein Kind, das Unterbewusstsein lehnt es jedoch ab, sodass es zu keiner Schwangerschaft kommt, obwohl organisch alles in Ordnung ist. Wird eine Frau mit einem Keuschheitsgelübde schwanger, so bricht sie die Schwangerschaft aus Gründen der Scham manchmal sogar ab.

Robert tut gut daran, sich das Keuschheitsgelübde jetzt auflösen zu lassen und nicht erst mit seiner Vaterschaft. Denn, wenn auch selten, entwickeln frischgebackene Väter mit einem Keuschheitsgelübde einen Hodentumor als organischen Ausgleich für den Verstoß gegen das Gelübde. Ich hatte Patienten, die nach der Geburt ihres Kindes ein Seminom an einem Hoden entwickelten, das vom Urologen operativ entfernt werden musste.

Krankheiten, Beschwerden und Aspekte

- Schönheitsfehler wie Warzen, Flecken, aber auch Übergewicht: Das Unterbewusstsein realisiert die Partnerlosigkeit als Ziel des Keuschheitsgelübdes durch Entstellung des Körpers.
- Hymenhypertrophie (Vergrößerung des Jungfernhäutchens mit Verwachsung des Scheidenausgang als morphologischer Ausgleich des Keuschheitsgelübdes), um eine Penetration durch den Mann zu verhindern
- Spät einsetzende Pubertät, frühes Klimakterium
- Unerfüllter Kinderwunsch

- Schwangerschaftsabbrüche
- Komplikationen während der Schwangerschaft wie unstillbares Erbrechen, Gestose (Schwangerschaftsvergiftung)
- Tendenz zu Frühgeburten oder vaginale Blutungen als implizite Abwehrmechanismen des Unterbewusstseins gegen eine Schwangerschaft
- Wochenbettpsychose, weil durch die Geburt des Kindes das Keuschheitsgelübde gebrochen wurde

Das sagen Betroffene

- Mit Komplimenten kann ich schlecht umgehen.
- Ich werde schnell rot.
- Ich schäme mich häufig und grundlos.
- Ich fühle mich durch meine Partner immer eingeengt.
- Ich bin am liebsten allein.

Therapie

Die zuvor erhobenen energetisch-informatorischen Befunde am Gehirn und an den Hoden werden aurachirurgisch umprogrammiert und gelöst. Dann unterschreibt Robert die Urkunde zur Auflösung von Eiden und Gelübden und spricht anschließend das Segnungsritual. Sowohl seine Frau als auch er sind tief bewegt, Gudrun beginnt sogar zu weinen. Robert murmelt:

»Ich dachte immer, bei mir stimmt etwas nicht. Jetzt kenne ich endlich den Grund für mein auf andere so überaus seltsam wirkendes Verhalten.«

Therapieerfolg

»Zukünftig werde ich ohne Umwege gleich zu uns nach Hause fahren, Schatz«, versichert Robert, sich liebevoll an

Gudrun schmiegend. Er wirkt von einer Sekunde auf die andere selbstbewusster und männlicher, nicht mehr so kindlich verloren wie zu Beginn der Sitzung. Die Erleichterung ist nicht nur ihm, sondern auch seiner Frau anzusehen.

Ein paar Monate später erreichen mich Roberts handgeschriebene Zeilen: »Ich verstehe jeden Tag besser, welche Erleichterung ich seit meiner Behandlung erfahre. Es gibt jetzt besonders erlebte Momente, wo ich bisher matt danebengestanden habe, und auch, wie soll ich sagen, eine zeitlose Tendenz, sehr fein, fast unmerklich, aber doch nicht mehr abzutun, hin zu einem irgendwie leichteren Dasein. Und dabei dieser stille, gelassene Ernst, mit dem ich erfasse, wovor ich bisher die Augen verschloss. Was mich so ‚sanft erschüttert' hat, ist diese zunächst kaum bemerkte, dann aber doch unverrückbare Änderung. Und da kommt immer mehr, es hat mittlerweile die körperliche Ebene erreicht. Die Zugkräfte im Bauch sind enorm, und der bewusste Wille ist getriggert.

Danke!«

Dennis – Soldat auf immer und ewig

»Eigentlich fehlt mir gar nix, ich bin nur aus Neugierde hier, weil mir mein Bruder von Ihrer Behandlungsmethode erzählt hat«, antwortet mir Dennis auf die Frage nach seinem Kommen.

Der 59-Jährige wirkt ausgesprochen aufgeräumt, geradezu euphorisch. Auffällig an ihm sind sein akkurat geschnittener Bart und der wie mit dem Lineal gezogene Linksscheitel. Die aurachirurgische Untersuchung ergibt zunächst keine besonderen Befunde. Die NLS-Analyse hingegen zeigt eine energetische Belastung auf dem Hirnventrikel. Ich bitte Dennis zwecks kinesiologischer Untersuchung aufzustehen und prüfe ihn auf »Schock«. Er fällt nach vorn: der Beweis, dass er gewisse Erlebnisse nicht verarbeitet hat. Auf die Testung zu »Eiden und Gelübden« das Gleiche. Er kann diese drei Worte kaum aussprechen, seine Stimme bricht, die Stimmung kippt. Als ob in ihm ein Schalter umgelegt worden wäre, wird er auf einmal einsilbig. Seltsam. Jetzt frage ich ihn nach seinem Beruf.

»Fünf Jahre Soldat, nun im Sicherheitsdienst einer Firma«, murmelt er. Dass er aus Sachsen stammt, ist unschwer herauszuhören.

»Waren Sie bei NVA?«, erkundige ich mich.

Es stimmt. Volle acht Jahre lang habe er als Grenzsoldat der Nationalen Volksarmee der DDR auf einem der Wachtürme an der Grenze gesessen und nach Flüchtlingen Ausschau gehalten.

»Auch auf Menschen geschossen?«, bohre ich weiter.

»Ich kann mich nicht mehr erinnern, ist ja auch schon über 30 Jahre her und mittlerweile verjährt«, stammelt er kaum noch hörbar.

Jetzt bemerke ich, dass ihm Schweißtropfen von der Stirn perlen und übers Gesicht laufen. Wie auf Knopfdruck schwitzt er aus allen Poren, sein hellblaues Hemd färbt sich von den Achselhöhlen aus dunkelblau. Diese vegetativen Symptome zeigen mir, dass ich mit meiner Vermutung richtigliege.

Hintergrund

Aus Erfahrung weiß ich, dass ehemalige Soldaten der DDR einen Fahneneid auf den Staat in sich tragen. Kein Wunder, dass die energetische Belastung im Unterbewusstsein tief verankert ist: Die Soldaten wurden monatelang auf den »großen« Tag, an dem sie den Eid ablegen »durften«, intensiv vorbereitet. Ja, selbst die damaligen Jungpioniere mussten einen Eid auf die DDR ablegen, was sich heute manchmal ebenso energetisch nachweisen lässt.

Diagnose

Angesichts der Vorgeschichte und der aurachirurgischen Befunde ergibt sich folgende Diagnose: eine energetische Störung durch Eide und Treuegelübde. Während der Fahneneid, den Dennis als junger Soldat auf die DDR abgelegt hat, aus diesem Leben stammt, rührt sein Treuegelübde aus einem Vorleben. In der kinesiologischen Testung zeigt sich, dass es vom Großvater väterlicherseits übernommen worden ist. Dieser hatte als Offizier im Zweiten Weltkrieg in einer Panzerdivision der Roten Armee gekämpft, wie Dennis zu berichten weiß. Aus energetischer Sicht wirkt das Treuegelübde hier als Verstärker des Fahneneides.

Ein nicht ganz so häufiges Gelübde ist das der Treue. Es darf nicht mit einem Treueversprechen unter Ehepaaren verwechselt werden: Letzteres ist nach kirchlichem Recht kein ewiges Gelübde, sondern ein zeitlich limitiertes Versprechen. Das mag nicht ganz so glücklich Verheirateten eine gewisse Erleichterung verschaffen. Die Formel lautet nach dem Kirchenrecht nämlich: »Bis dass der Tod euch scheidet!« Ein eheliches Treueversprechen hat also keinen über die Lebenszeit hinausreichenden Charakter und wird – auch standesamtlich – mit einem einfachen Ja bekräftigt. Das Treuegelübde dagegen hat eine andere Eigenschaft: Es wird auf ewig abgelegt – also über den Tod hinaus – und führt zu einer geistig belastenden Abhängigkeit gegenüber der Person, der die Treue gelten soll. Im Dritten Reich zum Beispiel wurde ein Treuegelübde auf den Führer abgelegt.

Therapie

Die sich nun anschließende Auflösungsprozedur gestaltet sich als nicht ganz so einfach: Ich fordere Dennis auf, die DDR zu segnen, aber auch alle Personen, denen er in seiner Funktion als Grenzsoldat Schaden zugefügt hat. Er dreht sich entrüstet zu mir um:

»Nein, das können Sie nicht von mir verlangen. Wie kommen Sie darauf! Ich hasse die DDR – ich kann sie nicht segnen. Diesen Unrechtsstaat, der mich bis heute manipuliert hat.«

Erst als ich ihn darüber aufkläre, dass das Treuegelübde sowie der Eid seine persönliche Freiheit reduzieren, beruhigt er sich ein wenig.

»Nur durch das Segnungsritual kommen Sie aus Ihrer seelischen Belastung heraus und finden in Ihre einstige Kraft zurück.«

Dennis dreht sich wieder nach vorn, hält die rechte Hand auf den Solarplexus, nimmt Haltung an und spricht mit tiefer und überzeugter Stimme:

»Ich sage Ja zu meiner Vergangenheit, lasse sie dankbar los und segne sie. Ich danke und segne die Deutsche Demokratische Republik und alle Personen, denen ich Schaden zugefügt habe.«

Sie glauben gar nicht, wer und was schon in meiner Praxis und in meinen Kursen gesegnet wurden: vom deutschen Bundesgesundheitsminister über die Ex-Bundeskanzlerin bis hin zu Arbeitgebern, Staaten, Institutionen, Kirchen, Ex-Ehemännern, Liebhabern, Priestern, Vätern, Müttern, insbesondere Schwiegermüttern, abgetriebenen oder abgegangenen Kindern, Vorfahren, früheren Seeleninkarnationen, Finanzbeamten, Haustieren wie Hunden, Katzen und Hasen – und die Liste wird immer noch länger …

Therapieerfolg

Zwar ist sein Hemd immer noch nass geschwitzt, doch das Gesicht meines Patienten ist wieder trocken.

»Puuh, das war aber mal 'ne Aktion«, schnauft er, jedoch nicht ohne Anerkennung.

Dennis wirkt nach der Auflösungsprozedur wie befreit. Und seine Fröhlichkeit ist jetzt ehrlich, überhaupt nicht aufgesetzt. Im Gespräch erwähne ich auch, dass Eide sich sogar als Hodenerkrankungen manifestieren können. Er stutzt:

»Mein Sohn ist 32 Jahre alt und hat immer wieder schwere Hodenentzündungen, für die der Urologe keine Erklärung findet. Kann das denn auch mit dem Treuegelübde zusammenhängen?«

Ich erzähle ihm, dass früher auf die Hoden geschworen wurde und dass sie deshalb im Rahmen von Eiden eine so zentrale Rolle spielen.

»Ich vermute, dass Sie den Fahneneid und vielleicht auch das Treuegelübde an Ihren Sohn vererbt haben, und dass sich diese energetische Störung bei ihm jetzt über die Hodenentzündungen ausgleicht.«

Drei Monate später sitzt Sohn Kevin vor mir, und wir lösen bei ihm die von Vater und Großvater übernommenen Belastungen auf. Ich bin mir sicher, dass er nun nicht mehr beim Urologen vorstellig werden muss, sondern ein für alle Mal seine Hodenentzündungen los ist.

Was wird aus Julians angewachsenem Zungenbändchen?

»Julian ist eigentlich gesund und munter. Ich mache mir allerdings Sorgen um ihn, weil er erst vor vier oder fünf Monaten zu sprechen begonnen hat und im Vergleich zu Gleichaltrigen kaum Fortschritte macht.«

Das berichtet mir seine Mutter. Der Dreijährige sei nicht minderbegabt, doch habe die Kinderärztin eine Verzögerung in der Sprachentwicklung diagnostiziert.

»Kann man da aurachirurgisch etwas machen?«

Frau M. streichelt dem Buben liebevoll übers Haar.

»Schauen wir mal, was wir finden«, entgegne ich und schaue zu Julian hinüber, der auf dem Sofa ein Bilderbuch anschaut. Ich frage sie nach Schwangerschaft und Geburt.

»Alles ganz normal – das einzig Auffällige: Er kam mit einem angewachsenen Zungenbändchen auf die Welt.«

Diagnose

Die Messung in der NLS-Analyse ergibt ein schweres Schweigegelübde. Julians angewachsenes Zungenbändchen ist der organische Ausgleich dazu.

Hintergrund

Zu Schweigegelübden kam und kommt es oft aus religiösen Gründen. Sie können zu bestimmten Tageszeiten, über längere Zeit hinweg oder auch über den Tod hinaus gelten. Die »Schweigerose« war das Motiv einer stilisierten Rose, das häufig an der Wand eines Rittersaales und in Sitzungszimmern hing und auch in Klöstern zu finden war. Damit wurde angedeutet, dass kein Wort diesen Raum verlassen würde und alle Gespräche ein Geheimnis blieben. »Unter der Rose reden« wurde sogar zum geflügelten Wort, das dem Roman *Der Name der Rose* von Umberto Eco den Titel gab.

Schweigegelübde finden sich in der Aurachirurgie, wenn es trotz erkennbarer energetischer Störung bei entsprechender Symptomatik zu keiner Resonanz kommt oder nach aurachirurgischer Auflösung eines Musters diese bestehen bleibt. Bei Kindern sind Schweigegelübde häufig am angewachsenen Zungenbändchen, so wie bei Julian, zu erkennen. Um die Möglichkeit zum Sprechen zu nehmen, war es als Strafe einst üblich, die Zunge am Mundboden festzunähen.

Therapie

Das Zungenbändchen wird am Anatomieatlas – Julian hält ihn auf seinem Schoß – als Surrogat mit der Schere geistig durchschnitten. Interessanterweise spürt Julian den Eingriff im Mund und zeigt mit dem Finger hinein. Er schaut verwundert zur Mutter:

»Mama, da Aua.«

Auch Frau M. staunt. Ich nehme sie beiseite und bitte sie, im Namen ihres Sohnes die Auflösungsurkunde zu unterschreiben und das Segnungsritual zu sprechen. Damit wird Julians Schweigegelübde gelöscht.

Therapieerfolg

Nach dem aurachirurgischen Eingriff verändert sich Julian, wie mir seine Mutter telefonisch berichtet: Endlich traue er sich, allein in seinem Zimmer zu spielen, und auch seine Kindergärtnerin bestätige, dass er fröhlicher und lebendiger sei. Vor allem spreche er deutlicher und artikulierter. Auch sein Wortschatz habe sich rasant vergrößert.

Ich frage mich: Ob sich sein Zungenbändchen auch organisch verändern wird? Der Zeitraum bis zur Drucklegung dieses Buches ist zu kurz – wir müssen abwarten, ob auch bei Julian die Grobstofflichkeit der Feinstofflichkeit nachzieht.

Für Frau M. indes ist jetzt schon klar:

»Ich wünschte mir, alle Kinder würden aurachirurgisch untersucht. Ich bin mir sicher, viele würden davon profitieren.«

Wie Jenny zu ihrem Traumberuf findet

Jenny muss ich während der Untersuchung jedes Wort aus der Nase ziehen. Sie hüstelt ständig, und wenn sie denn überhaupt antwortet, dann mit einfachem Ja oder Nein.

In dürren, unzusammenhängenden Worten erfahre ich schließlich, dass sie seit Jahren unter einer chronischen Bronchitis leidet, für die es schulmedizinisch keine Erklärung gebe. Alle Untersuchungen beim Pulmonologen seien ohne Ergebnis geblieben. Neben ihrer Arbeit als Verwaltungsangestellte arbeite sie in der Freizeit als Clown. Zunächst bin ich etwas verwundert, doch dann entpuppt sich ihre Schilderung als durchaus plausibel: »Da muss ich nicht mit meiner Stimme, sondern nur mit Händen und Füßen reden. Und die ständige Husterei vergesse ich darüber.«

Sie gestikuliere viel lieber – da sei sie ziemlich gut, damit bringe sie die Leute zum Lachen. Das sei ihre bevorzugte Art und Weise, sich ihren Mitmenschen mitzuteilen.

»Sie glauben gar nicht, wie erfolgreich ich in meinem Zweitberuf bin.«

Ein feines Lächeln huscht ihr übers bisher so verschlossene Gesicht.

Diagnose

In der kinesiologischen Untersuchung wie auch in der NLS-Analyse finde ich die Bestätigung: Jenny trägt ein schweres Schweigegelübde in sich. Was steckt hinter ihrem Husten? Der ist eine Folge des Schweigegelübdes: ein sogenannter Sprachlosigkeitskonflikt der Bronchien und des Kehlkopfes. Er betrifft Menschen, die nicht aussprechen können, was sie emotional bewegt, und stattdessen zu husten beginnen. Das Schweigegelübde triggert den Konflikt. Außerdem findet sich bei Jenny das Miasma der Tuberkulose: Das sehe ich unschwer an ihren geröteten Wangen.

»Sonderbar, schon meine Oma mütterlicherseits hatte als Kind TBC«, antwortet sie, nachdem ich sie gefragt habe, ob diese Krankheit in ihrer Familiengeschichte bekannt sei.

Menschen mit dem miasmatischen Muster der Tuberkulose weisen typische Symptome auf: von Beschwerden in Form von Asthma bronchiale, Atemnot, chronischem Husten und Druck auf der Brust, über Kälte- und Zugempfindlichkeit bis hin zu massivem Übergewicht. Das Tuberkulose-Miasma bewirkt außerdem, dass die Betroffenen bei Anstrengungen aller

Art einen roten Kopf bekommen und dass sie nur selten krank werden, und wenn doch, dann haben sie kaum oder kein Fieber, liegen schwitzend im Bett und brauchen unverhältnismäßig lange Zeit, bis sie sich wieder fit fühlen.

Wichtig: Es handelt sich nur um die *Information* einer Tuberkulose, *nicht* um eine Infektion *mit* Tuberkulose. Ein Vorfahre war erkrankt, und die Nachkommen tragen Informationen der Mykobakterien in sich, was gleiche oder ähnliche Symptome verursachen kann wie eine echte Infektion.

Hintergrund

Je ausgeprägter das Schweigegelübde, umso geringer die Möglichkeit für den Betroffenen, die geistigen Themen und Probleme zu erkennen oder gar zu lösen. Und umso größer die Wahrscheinlichkeit, den nicht gelösten Konflikt durch eine organische Erkrankung ausgleichen zu müssen, um wieder in die geistige Mitte zurückzufinden. Das betrifft bei Jenny das Erkennen oder Lösen des Sprachlosigkeitskonflikts: Sie schildert, wie wenig ihr ihre Arbeit Spaß macht oder sie gar erfüllt.

»Mein Verwaltungsjob kotzt mich an. Wenn ich nur daran denke, beginne ich schon zu husten, und mir wird speiübel.«

Therapie

Zuerst wird das Schweigegelübde durch Urkunde und Auflösungsritual aufgelöst. Der Sprachlosigkeitskonflikt lässt sich aus dem Hirnrelais der Bronchialschleimhaut, der Bronchialmuskulatur, der Kehlkopfschleimhaut und der Kehlkopfmuskulatur am Anatomieatlas aurachirurgisch herausprogrammieren. Schließlich folgt noch die Behandlung des Miasmas der Tuberkulose: Hierzu erhält Jenny einen per Mail an sie verschickten *medicode*, – eine in QR-Code verpackte Heilinformation (siehe Kapitel »Häufig gestellte Fragen«). Der QR-Code wird vom Patienten ausgedruckt, das bedruckte Papier um ein Glas geklebt, dieses mit Wasser gefüllt und die Flüssigkeit umgerührt. Das derart informierte Wasser ist über einen Zeitraum von zwei Monaten täglich morgens nüchtern zu trinken.

Therapieerfolg

Zwei Wochen später ist der Husten verschwunden. Jenny hat ihre Stelle gekündigt und sucht sich jetzt eine Beschäftigung, in der sie mehr mit Menschen arbeiten kann. Und sie hat obendrein ihr Repertoire als Clown erweitert:

»Ich erzähle meinem Publikum jetzt auch noch Witze. Die Leute biegen sich vor Lachen«, mailt sie mir mit einem Smiley am Ende des Satzes.

Darum also liebt(e) Mona Actionfilme

Mona arbeitet in der Buchhaltung einer Behörde. Eine für sie selbst doch recht beschauliche Tätigkeit. In ihrer Freizeit aber wird sie zum Vamp: Es bereite ihr seit Jahren großes Vergnügen, Männer anzulocken, ihnen Avancen zu machen, »sodass sie sich hoffnungslos in mich verknallen. Dann lass ich die Typen fallen und melde mich nicht mehr!«

Sie könne sich dieses – ihrer Meinung nach »unethische« – Verhalten selbst nicht erklären, aber:

»Ich kann nicht anders, als sie nach meiner Anmache in den Wind zu schießen, obwohl darunter sehr nette Männer sind.«

So wundert sie sich über sich selbst. Beiläufig erwähnt sie, seit ihrer Kindheit Actionfilme mit dem Schauspieler Bruce Willis zu lieben.

»Wenn der seine Gegner mit dem Maschinengewehr umnietet und alle mausetot am Boden liegen – dann geht es mir richtig gut und ich verspüre ein tiefes Gefühl der Zufriedenheit! Dabei leide ich unter dieser Situation, denn eigentlich möchte ich heiraten und eine Familie gründen.«

Nun sei sie zu mir gekommen, um endlich eine Erklärung für ihr eigenartiges Verhalten zu finden.

Diagnose

Die 35-Jährige ist denn auch nicht sonderlich überrascht, ein schweres Rachegelübde in sich zu tragen. Zudem finde ich bei ihr das karmische Muster des sexuellen Missbrauchs, informatorisch von der Großmutter mütterlicherseits übernommen. Mit dem Befund konfrontiert, meint Mona, selbst nie sexuell missbraucht worden zu sein, allerdings empfinde sie eine tiefe Befriedigung, ihrerseits Männer schlecht zu behandeln.

Zusätzlich zeigt sich das Miasma der Syphilis sowie die Information des Schocks durch sexuellen Missbrauch der Großmutter mütterlicherseits, die laut Patientin im Zweiten Weltkrieg auf der Flucht tatsächlich von feindlichen Soldaten vergewaltigt worden war, wie Mona von ihrer Mutter erzählt bekam.

Das Miasma der Syphilis wird durch die Information des Bakteriums Treponema pallidum ausgelöst. In der NLS-Analyse kann es auf vielen Organen nachgewiesen werden. Die Syphilis gilt als das älteste der vier in der Homöopathie beschriebenen Miasmen. Bei den Betroffenen induziert es neben verschiedenen organischen Symptomen auch bestimmte charakterliche Eigenschaften: die Neigung zu zerstörerischem Verhalten – sich selbst, aber auch anderen gegenüber. Die Information findet sich sehr häufig bei Menschen, die Gefallen an gefährlichen Sportarten haben, um die andere einen großen Bogen machen würden. Skirennfahrer zum Beispiel tragen oft dieses Miasma in sich, was zu einer Reduktion des Risikoempfindens im Unterbewusstsein führt: Voraussetzung dafür, sich tollkühn die Steilpisten hinunterzustürzen.
Jeder »normale« Mensch trägt hier eine Grundhemmung in sich, die es verhindern würde, einen solchen Risikosport auszuüben. Kein körperliches und auch kein mentales Training wäre in der Lage, den natürlichen Hemmmechanismus auszuschalten. Erst die homöopathische Ausleitung des miasmatischen Musters könnte das halsbrecherische Verhalten reduzieren, was dann allerdings zu einem Ende der Skirennläuferkarriere führen würde. Das Miasma der Syphilis bildet darüber hinaus auch die geistige Disposition für Psychosen und Depressionen mit suizidalen Tendenzen, manchmal sogar in Form eines erweiterten Suizids, bei dem Betroffene andere in den Tod mitnehmen.

Hintergrund

Rachegelübde sind Gelübde zur Ausübung einer Rache an Personen, denen Schaden zugefügt wurde. Karl Simrock beschreibt im *Handbuch der Mythologie* (Erstauflage 1864): »Das vergossene Blut schreit um Rache und kann nur durch Blut gesühnt werden. Es duldet auch keinen Aufschub, die gönnt keine Frist, sie lässt nicht Zeit, seine Hände zu waschen, die Haare zu kämmen und steht ihrer Erfüllung nach Unmöglichkeit entgegen. So lässt man nach der Sitte germanischer Rachegelübde Haar und Bart und die Nägel an den Fingern wachsen, ja kämmt und wäscht sich nicht, bis der dringendsten und unaufschieblichsten Pflicht Genüge getan ist.«

Dieses Zitat lässt ahnen, welche enorme geistige Potenz in einem Rachegelübde steckt. Betroffene sind von ihrem Vorhaben, ihrem Peiniger zu schaden, kaum abzubringen: Es brodelt so lange in ihnen, bis sie sich an ihm rächen können.

Therapie

Warum ist Mona Fan von Actionfilmen? Damit befriedigt sie ihr ursprünglich von der Großmutter mütterlicherseits übernommenes Rachegelübde, das diese gegenüber ihren Vergewaltigern entwickelt hatte. Die Therapie des Gelübdes erfolgt durch Auflösungsurkunde und Segnungsritual in Bezug auf die Großmutter und deren sexuelle Peiniger. Zur Ausleitung des Syphilis-Miasmas erhält Mona einen *medicode*.

Therapieerfolg

Einige Monate später erfahre ich von einer Freundin meiner Patientin – diese hat sie mir geschickt –, dass Mona inzwischen mit einem netten Mann liiert sei. Man suche jetzt sogar nach einer gemeinsamen Wohnung. Actionfilme schaue Mona sich auch nicht mehr an.

»Sie sagte mir just gestern, dass Bruce Willis und Konsorten sich ja eh nur gegenseitig niederknüppeln«, schmunzelt die Freundin verschwörerisch.

Pamela erlangt ihre Lebensfreude wieder

Die 18-Jährige scheint nur mehr aus Haut und Knochen zu bestehen: Bei 1,70 Metern Körpergröße wiegt sie nicht mehr als 45 Kilo!

»Wenn ich nicht innerhalb der nächsten Woche ein bisserl zunehme, werde ich in die Klinik eingewiesen. Mal wieder ...«

Die Patientin wirkt völlig verzweifelt. Ihr Haar ist dünn und strähnig, die Augen haben jeden Glanz verloren. Sie trägt ein Männerhemd und eine weite Hose, um die Magerkeit ihrer Gliedmaßen zu vertuschen. Fahrig wickelt sie den dicken Schal zum Schutz vor Kälte noch einmal um ihren Hals.

»Essen hat mir nie etwas bedeutet«, schiebt sie tonlos hinterher.

Diagnose

Die NLS-Analyse ergibt eine energetische Belastung auf der Thymusdrüse, dem Organ hinter dem Brustbein, ausgelöst durch ein Selbstkasteiungsgelübde und ein Schweigegelübde, das als Verstärker des Selbstkasteiungsgelübdes wirkt.

Zusätzlich findet sich die Information eines Schocks sowie eine energetische Störung im Beckenbereich, ausgelöst durch einen sexuellen Missbrauch in diesem Leben, aber auch in einem Vorleben vor zwei Seeleninkarnationen. Ganz offensichtlich besteht hier eine seelische Belastung, die sich wiederholt, was von Pamela auch bestätigt wird. Kaum hörbar murmelt sie:

»Mein Onkel hat mich als Sechsjährige mehrfach sexuell missbraucht. Keiner hat es bemerkt – auch meine Eltern nicht. Ich hatte es ihnen erzählt, doch sie glaubten mir nicht. Und tun es bis heute nicht!«

In der kinesiologischen Testung finde ich einen sexuellen Revierverlustkonflikt als Folge des sexuellen Missbrauchs in diesem Leben.

Hintergrund

Das Selbstkasteiungsgelübde beschreibt selbst auferlegte Entbehrungen und Leiden um eines höheren Gutes willen. Eine Person vernachlässigt sich und isst zu wenig, verliert Körpergewicht, wird krankheitsanfällig, verausgabt sich körperlich und arbeitet bis zur Erschöpfung.

Als Ursache für das Selbstkasteiungsgelübde finde ich bei Patienten beiderlei Geschlechts in vielen Fällen den sexuellen Missbrauch als Grundthema. Das Selbstkasteiungsgelübde ist der Versuch des Unterbewusstseins, durch Nichtausbildung sexuell attraktiver Körperformen sich selbst unsichtbar zu machen, um sich so vor erneuten Übergriffen zu schützen. Das Selbstkasteiungsgelübde sehe ich auch bei Borderline-Störung, Essstörungen wie Anorexie oder Bulimie und bei Darmerkrankungen wie Morbus Crohn oder Colitis ulcerosa. Bei Letzteren zeigt sich zusätzlich ein Brockenkonflikt: Der Darm entzündet sich als Gegenregulativ, um den Konflikt auf diese Weise loszuwerden beziehungsweise den seelischen Brocken auszuscheiden. Somit handelt es sich bei Morbus Crohn und Colitis ulcerosa keineswegs um einen Fehler der Natur, sondern um ein sinnvolles biologisches Sonderprogramm, wie es Hamer beschreibt.

Kommt es zu einem Übergriff in diesem Leben, erleidet der Betroffene typischerweise einen Revierverlustkonflikt. Der sexuelle Missbrauch steht metaphorisch für den Verlust des eigenen Reviers beziehungsweise der eigenen Intimsphäre. Revierverlustkonflikte gleichen sich organisch im Gebärmutterhals aus, führen zu Zellatypien (pathologische PAP-Abstriche) bis hin zu Zervixkarzinomen.

Therapie

Es würde nichts bringen, bei Pamela ausschließlich das Selbstkasteiungsgelübde aufzulösen. Vielmehr muss die Information des sexuellen Missbrauchs durch ein Segnungsritual gelöscht und die Information des Revierverlustkonflikts auf Hirnrelaisebene herausprogrammiert werden. Pamela beginnt zu weinen und braucht einige Minuten, um ihre Fassung wiederzuerlangen und das Auflösungsritual durchzuführen: Sie dankt und segnet ihre früheren Seeleninkarnationen, insbesondere segnet sie die Vergewaltiger aus dem Vorleben wie auch ihren Onkel.

Therapieerfolg

Sechs Monate nach der aurachirurgischen Behandlung stellt sich Pamela erneut vor.

»Schauen Sie, Herr Doktor, ich habe inzwischen acht Kilo zugenommen und fühle mich viel kräftiger!«

Sie verspüre jetzt wieder den inneren Drang, besser auf sich selbst zu achten und auch mehr zu essen. Über diese gute Nachricht freuen wir uns gemeinsam! Tatsächlich: Pamela ist immer noch sehr schlank, aber sie hat nun etwas Farbe im Gesicht und wirkt insgesamt deutlich stabiler. Ich bin mir sicher, dass sie über den Berg ist und ihre Magersucht im Griff hat – und diese nicht mehr sie!

Weg mit Helfersyndrom – her mit dem eigenen Leben!

»Sie glauben es mir sicherlich nicht, wie mich mein Kreuzweh beeinträchtig – es plagt mich seit Jahren.«

Dabei zieht Therese das »a« bei »Jahren« in die Länge, legt beide Hände auf das Steißbein und lehnt sich ein wenig nach hinten.

»Autsch – ich weiß schon gar nicht mehr, was ich noch tun kann, damit ich wieder fit bin!«

Das sprudelt nur so heraus aus der schlanken und beweglich wirkenden Mittsechzigerin. Nein, ich kann es kaum glauben: Sie wirkt auf den ersten Blick doch kerngesund. Trotzdem: Bei jedem Beugen ein ziehender Schmerz im Rücken. Und beugen muss sie sich laufend: Tag für Tag steht sie in ihrem Wohnort an der Essensausgabe der Tafel. Diese hat sie vor zehn Jahren mitgegründet.

»Ohne mich würde da nix laufen«, ist sie sich sicher.

Zwar gebe es mittlerweile jüngere Helfer, aber ihr schlechtes Gewissen treibe sie, am liebsten alles selbst zu machen: Schleppen der Lebensmittel aus den Lastwagen, Heben von schweren Kisten, Austeilen des Essens. Für jeden Bedürftigen in der langen Schlange habe sie ein gutes Wort.

»Es sind Schicksale, die Sie gar nicht kennen wollen. Aber ich helfe gern und wo ich kann!«

Zudem habe sie einen Job in der Kirchenverwaltung und putze das Gotteshaus.

»Das macht mir halt keiner richtig ordentlich!«

Ihr ginge es doch so gut, dass sie der Gesellschaft etwas zurückgeben wolle! Trotzdem fühle sie sich nach der Arbeit traurig und wie ausgebrannt. Der Arzt habe eine Depression diagnostiziert und eine Gesprächstherapie verschrieben. Die habe aber nichts gebracht.

»Was soll ich bloß tun, Herr Doktor?«

Der Rücken sei so schlimm, dass sie sich nur mehr mit schweren Schmerztabletten auf den Beinen halten könne, um überhaupt durch den Alltag zu kommen.

»Wenn das so weitergeht, weiß ich nicht, ob ich überhaupt noch leben will!«

Diagnose

Patienten mit Rückenbeschwerden teste ich zunächst immer auf Sklavenjoch und missglückte Flucht als die häufigsten Auslöser. In diesem Fall bleibt aber die Testung auf beide karmische Muster unauffällig. Stattdessen findet sich ein Schuldgelübde. Aufgrund ihrer Erzählung konnte man so etwas bereits erahnen. Es bringt Therese dazu, ständig noch mehr Arbeit und Verantwortung auf sich zu laden. Es kommt zu einem Selbstwerteinbruch mit einem Abwertungskonflikt der Wirbelsäule: das emotionale Empfinden, die Last des Lebens nicht mehr tragen zu können. Auf dem mitgebrachten Röntgenbild erkenne ich nur altersgemäße Veränderungen der Wirbelgelenke, jedoch keine Hinweise auf arthrotische Degenerationen. In der aurachirurgischen Prüfung der Zwischenwirbelräume und des Iliosakralgelenks an der Plastikwirbelsäule als Surrogat kommt es zu keiner Resonanz. Jedoch spürt es Therese, als ich mit der spitzen chirurgischen Sonde in die Rückenmuskulatur am Anatomieatlas als Surrogat steche:

»Das kribbelt im unteren Rücken.«

Dabei deutet sie auf den entsprechenden Bereich, der auch sonst immer weh tut. Aber sie hat Glück: Es finden sich keine organischen Veränderungen der Lendenwirbelsäule, sondern »nur« funktionelle Beschwerden in Form von schmerzhaften Muskeltriggerpunkten.

Hintergrund

Schuldgelübde sind, wie alle anderen Gelübde auch, Versprechen auf das eigene Verhalten. So wie jemand verspricht, immer keusch oder arm zu sein, verspricht man beim Schuldgelübde, Verantwortlichkeiten und Lasten dieses Lebens auf sich zu laden und zu tragen. Das betrifft insbesondere auch Probleme, die einen eigentlich gar nichts angehen, bei denen der Betroffene aber den inneren Impuls verspürt, auch hier eine Lösung finden und vollen Einsatz zeigen zu müssen.

Das sagen Betroffene

- Ich muss mich immer um alles selbst kümmern.
- Ich kann nichts delegieren.
- Ohne mich läuft nichts.
- Wenn ich nichts zu tun habe, fühle ich mich schlecht und minderwertig.
- Mir zieht es in den unteren Rücken, und ich habe bei Stress immer Rückenschmerzen.

Therapie

Die resonanten Hirnrelais der Lendenwirbelsäule werden aurachirurgisch umprogrammiert und die resonanten

Muskeltriggerpunkte der Rückenmuskulatur am Anatomieatlas als Surrogat akupunktiert. Therese beschreibt ein warmes und wohliges Kribbeln oberhalb des Steißbeins. Nach Auflösung des Schuldgelübdes mit Urkunde und Auflösungsritual atmet sie tief durch, legt die Hände in die Taille und bewegt sich nach vorn, nach hinten und zur Seite. Schließlich rotiert sie sogar in der Hüfte und kann es kaum glauben:

»Meine Schmerzen sind wie weggeblasen! Das erste Mal seit langer Zeit sticht mich nix mehr. Ich kann es kaum glauben …«

Therapieerfolg

Die Schmerzen blieben weg. Therese hat sich einen tüchtigen Stellvertreter gesucht, der ihr Arbeit abnimmt und zieht sich allmählich aus der Verantwortung zurück.

»Die schweren Obst- und Gemüsekisten lasse ich jetzt die jungen Männer tragen. Die haben mehr Muskeln«, schreibt sie mir. »An der Essensausgabe stehe ich immer noch. Doch die restlichen Arbeiten delegiere ich. Und meinen Kunden kann ich immer noch Mut zusprechen und sie aufbauen.«

Endlich wieder Haare statt Perücke!

Elisabeth nimmt ihre Perücke ab: nicht mehr als ein weißer Flaum auf der rosa schimmernden Kopfhaut. Die als Alopecia areata diagnostizierte Erkrankung, ein kreisrunder Haarausfall, ist mit sieben Jahren erstmals aufgetreten, ein Jahr später seien die Haare jedoch wiedergekommen, sodass sie sich zu Schulzeiten sogar zu einem Pferdeschwanz binden ließen. Doch dann, welcher Schreck:

»Mit 15 Jahren sind sie mir komplett ausgefallen und seitdem auch nicht mehr nachgewachsen.«

Die 46-Jährige berichtet, wie der Chef der dermatologischen Universitätsklinik ihr eigenhändig das letzte Büschel ausgezupft, unter dem Mikroskop untersucht und dann gemeint habe, da komme mit Sicherheit nichts mehr wieder.

»Stellen Sie sich mal vor, was das mit mir gemacht hat: Damit hat er mir den zweiten Schreck eingejagt – eine psychische Belastung, die mich seitdem begleitet!«

Die Perücke trage sie nun schon seit 30 Jahren. Elisabeth ist eine imposante Erscheinung: 184 Zentimeter groß, kräftig gebaut, in Statur und mit ihrer kantigen Physiognomie wirkt sie fast männlich. Zudem spricht sie für eine Frau ungewöhnlich tief. Sie täuscht Härte vor, doch hinter ihrer Fassade erkenne ich aus meiner Erfahrung als Arzt Weichheit und Verletzlichkeit.

Diagnose

In der aurachirurgischen Untersuchung finde ich bei Elisabeth mehrere Gelübde: neben einem Schweige- und Ordensgelübde insbesondere ein Bußgelübde sowie die Information eines Buß- und Bettelordens. In der NLS-Analyse teste ich sowohl auf Männer- als auch auf Frauenorden. Und hier zeigt sich, dass Elisabeth wohl ein reinkarnierter Mönch ist. Dazu passen Statur und Physiognomie.

Hintergrund

Bußgelübde werden beim Eintritt in Buß- und Bettelorden abgelegt. Das Bußgelübde ist das Gelöbnis, für vorangegangene Verfehlungen fortan Buße zu tun.

Buß- und Bettelorden existieren auch in der christlichen Religion bis zum heutigen Tag: Beim Eintritt in den

Orden schneidet der Bischof dem Novizen mit einer Schere Löcher in das Haupthaar, um ihn als Mitglied des Ordens zu markieren und durch die Entstellung für etwaige Partnerschaften mit Frauen zu disqualifizieren: die praktische Inkraftsetzung eines Keuschheitsgelübdes.

Elisabeths Haarausfall ist der körperliche Ausgleich des zugrunde liegenden Bußgelübdes.

> Bei Patienten mit Alopecia areata finde ich in der aurachirurgischen Sitzung regelmäßig das karmische Muster des Keuschheits-, Ordens- und Bußgelübdes. Nicht zufällig erinnert diese Form des Haarausfalls an die römische Tonsur Martin Luthers. Wie sehr das Thema Tonsur im morphischen Feld unseres Kulturkreises präsent ist, zeigen nicht zuletzt die zahlreichen Abbildungen in Orts- und Städtewappen wie zum Beispiel Pfaffenhofen in Baden-Württemberg.

Therapie

Sie beinhaltet das Auflösen der zuvor kinesiologisch exakt herausgearbeiteten Gelübde. Trotz aller Erläuterungen kann Elisabeth zunächst nicht glauben, was ich diagnostiziert habe, ja, es regt sich demgegenüber ein Widerstand in ihr. Erst als ihr einfällt, dass sie als Kind mit der Idee geliebäugelt hat, ins Kloster zu gehen, beginnt sie die Zusammenhänge zu akzeptieren.

Therapieerfolg

Elisabeth wird mir ein halbes Jahr später schreiben, dass ihre Haare nach 30 Jahren wieder zu wachsen beginnen.

»Aber diesmal nicht flaumartig wie bei einem Baby, sondern richtig.«

Und noch einmal drei Monate später kann sie auf das Tragen der Perücke verzichten.

»Sie ahnen gar nicht, wie ich meinen ersten Friseurbesuch genossen habe«, lautet der Schlusssatz ihrer Mail.

Schwache Beine – plötzlich wieder stark

Sandy stellt sich wegen einer generellen Muskelschwäche in den Beinen vor. Sie berichtet mir, dass sie in den 1970er-Jahren in der DDR aufgewachsen ist und im Kindergarten Experimenten mit Medikamenten ausgesetzt wurde – ohne Wissen ihrer Eltern. Nach einem solchen Test habe sie ihre gesamte Motorik und Sprachfähigkeit verloren.

»Ich konnte nur mehr krabbeln und lallen und musste wieder laufen und zu sprechen lernen«, beschreibt sie die Qualen, die sie als Fünfjährige durchlitt.

Als 1989 die Mauer fällt, sucht sie ihren damaligen Kindergarten auf und fragt nach Unterlagen, um herauszufinden, mit welcher Substanz sie seinerzeit so schwer vergiftet worden war. Wie nicht anders zu erwarten, waren sie nicht mehr auffindbar. Und blieben auch spurlos verschwunden!

Diagnose

Die NLS-Analyse ergibt – 40 Jahre später – immer noch eine massive Schuldbelastung auf dem Hypothalamus, eine schwere energetische Störung durch die damalige Vergiftung auf dem Hirnstamm und eine energetische Belastung durch Schock durch Vergiftung auf dem Hirnventrikel.

Die noch messbare Schuld zeigt, dass sich Sandy bis heute nicht von dem Vorfall erholt hat: Nach wie vor befindet sie sich nicht in ihrer geistigen Mitte, auch wenn ihr das rational keineswegs bewusst ist. In der aurachirurgischen Testung des Gyrus praecentralis und der motorischen Bahnen geht Sandy in Resonanz: Ihre Muskeln in beiden Armen zucken bis in die Fingerspitzen.

Hintergrund

Waren nun Sandys Lähmungen Folge der Vergiftung durch Medikamente oder die psychische Reaktion auf den Medikamentenversuch? Sie hatte mir beiläufig erzählt, dass ihre Eltern Regimegegner waren und mit ihr aus dem Land flüchten wollten, es aber nicht geschafft hätten. Ich gehe deshalb davon aus, dass ihre Lähmungen eine biologische Schockreaktion auf die Medikamentenversuche waren und keine unmittelbare Folge der Vergiftung durch chemische Substanzen. Dafür spricht auch, dass Sandy, wie sie wusste, die Einzige war, die auf die verabreichten Substanzen mit Lähmungserscheinungen reagiert hatte.

Dass Sandy sowohl ihre Motorik als auch ihre Sprachfähigkeit verloren hatte, liegt an einem schweren motorischen Konflikt. Sie konnte nicht weglaufen und sprechen, vergleichbar mit einem Kaninchen, das beim Anblick einer Schlange vor Angst erstarrt. Sandy stellte sich im übertragenen Sinn tot, in der Hoffnung, dass der »Angreifer« – in ihrem Fall derjenige, der ihr die Medikamente gibt – von ihr ablässt. Es handelt sich um einen Totstellreflex, um dadurch das drohende Unheil durch Medikamentenversuche abwenden zu können.

Das für motorische Konflikte zuständige Hirnrelais liegt auf der Hirnoberfläche, dem sogenannten Gyrus praecentralis, und kann aurachirurgisch entsprechend in Resonanz gebracht werden. Durch Umprogrammierung lässt sich der motorische Konflikt informatorisch bereinigen.

Therapie

Die Belastung von Schuld leite ich mit einem Segnungsritual aus. Es bezieht die Kindergartenmitarbeiter und auch die Ärzte, die seinerzeit die Medikamententests durchgeführt haben, mit ein. Die Information des Schocks wird aurachirurgisch am Bild des Hirnventrikels im Anatomieatlas herausprogrammiert, die Information der Vergiftung durch Injektion eines informatorischen Gegengifts geistig gelöscht. Auch den motorischen Konflikt lösche ich durch Umprogrammierung des zuständigen Hirnrelais.

Therapieerfolg

Acht Wochen nach Ausleitung aller informatorischen Belastungen erfahre ich von Sandy, dass sie sich wieder »sicherer beim Gehen fühlt«. Und:

»Ich kann jetzt wieder sogar auf einem Bein stehen und hüpfen, was ich die vergangenen Jahre nicht mehr konnte!«

Sie müsse noch sehr oft an das Segnungsritual denken.

»Ich bin jetzt nicht mehr so voller Groll gegen die DDR und habe nun mit meiner Kindergartenzeit Frieden geschlossen.«

Cop aus Berufung

Luzia antwortet in knappen Sätzen, fast wie auf Fragen in einem Verhör. Das fällt mir im Nachhinein auf, als sie die Praxistür hinter sich schließt. Die 45-Jährige kommt wegen chronischer Hüftschmerzen auf beiden Seiten. Von ihrer Statur her ist sie leicht korpulent, aber doch sportlich und trainiert. Eher beiläufig erzählt sie, in einem Kriminaldezernat als Kommissarin für Sexual- und Tötungsdelikte zu arbeiten. Die sie behandelnde Dienstärztin sei drauf und dran, sie »als psychisch krank abzustempeln«, weil sich in der Röntgenuntersuchung der Hüfte keine arthrotischen Veränderungen gezeigt hätten.

»Aber ich bin doch wirklich kein Hypochonder«, empört sie sich und kommt zum ersten Mal etwas mehr aus sich heraus. »Ich kenne mich, das weiß ich!«

Diagnose

Die kinesiologische Testung und die NLS-Analyse ergeben eine erhebliche energetische Störung auf dem Hypothalamus durch Schuld, außerdem eine energetische Belastung auf dem Hirnventrikel durch Schock und auf beiden Hüftgelenken durch Abwertungskonflikt. All diese Befunde stammen von einem sexuellen Missbrauch. Doch wurde Luzia selbst sexuell missbraucht, oder ist diese Information von Vorfahren geerbt? Auch hier liefert die aurachirurgische Untersuchung die Antwort:

Beides trifft zu. Der in der Familie als gewalttätig bekannte Großvater mütterlicherseits hat seine Ehefrau nicht nur misshandelt, sondern auch vergewaltigt. Luzia ist ebenfalls Opfer des Großvaters, auch wenn sie sich daran nur schemenhaft erinnern kann. Die Kriminalkommissarin hat die Schuld ihrer Großmutter übernommen, ist aber durch den selbst erlebten Missbrauch zusätzlich in die Schuld geraten.

Entsprechend sind auch die Symptome auf beiden Hüften zu erklären: Luzia ist Rechtshänderin, die rechte Hüfte liefert den organischen Ausgleich für den erlittenen Abwertungskonflikt der Partnerseite (selbst erlebter sexueller

Missbrauch durch den Großvater), die linke Hüfte den organischen Ausgleich für den erlittenen Abwertungskonflikt der Mutter-Kind-Seite (übernommene Information von der Großmutter). Über ihre berufliche Tätigkeit versucht sie nun, die von ihrer Großmutter ererbte karmische Belastung und die selbst erworbene Schuld abzubauen. Jedoch gelingt dies nur zum Teil, weshalb beide Hüftgelenke im Sinne der organischen Kompensation symptomatisch werden. Auf diesen Zusammenhang hingewiesen, reagiert Luzia nicht sonderlich überrascht.

»Schon seit frühester Kindheit wollte ich Kommissarin werden und Sexualdelikte aufklären. Ich habe meinen Traumberuf gefunden und bin darüber bis zum heutigen Tag sehr dankbar!«

Zudem trägt Luzia ein deutliches Schweigegelübde, was ihre Einsilbigkeit erklärt.

Ja, ich kann Luzias Schuld sogar spürbar machen, indem ich mich hinter die Patientin stelle und imaginär im Bereich des Kreuzbeins ziehe. Luzia reagiert sofort:

»Ich merke, dass sich hinter meinem Rücken etwas bewegt«, sagt sie und beginnt leicht zu wanken.

Bei Druck auf das für den sexuellen Abwertungskonflikt verantwortliche Hirnrelais im Bereich Becken, Sitzbein, Hüfte geht Luzia auf beiden Hirnhälften ebenso in Resonanz wie bei Druck auf den Hypothalamus, dem Sitz der Schuld. Auch bei Prüfung der von ihr als schmerzhaft angegebenen Hüftgelenke verspürt sie ein leichtes Ziehen an den entsprechenden Körperstellen.

Therapie

Das Verfahren besteht in einer Aufrichtung der Wirbelsäule durch die Installation einer energetischen Strickleiter, durch

Entspannung der Rückenmuskulatur via virtueller Triggerpunktakupunktur am Surrogat sowie in der Invertierung des Abwertungskonflikts in den resonanten Hirnrelais und in beiden Hüftgelenken. Luzia segnet als Abschluss der Behandlung ihre beiden Großeltern mütterlicherseits. Sie segnet aber auch sich selbst. Damit harmonisiert sie ihre energetischen Verbindungen zu den Großeltern und somit auch zum Peiniger.

Therapieerfolg

Bereits in der aurachirurgischen Sitzung gibt Luzia an, sich freier bewegen zu können. Deutlich lassen die Schmerzen im Hüftbereich nach. Sie verabschiedet sich mit folgenden Worten: »Durch Ihre Analyse kenne ich jetzt auch den Grund für meinen doch eher ausgefallenen Berufswunsch. Obwohl Sie mein Schweigegelübde aufgelöst haben: Ich werde in meinem Job auch zukünftig wenig reden. Das gehört einfach zu meiner Arbeit.«

Susannas Kinderwunsch erfüllt sich

Susanna trägt einen dunkelblauen Faltenrock, dazu eine cremefarbene Rüschenbluse, die so faltenfrei zu bügeln wohl eine halbe Ewigkeit dauert, und Halbschuhe mit Schleife. Das Haar hat die 35-Jährige zu einem streng am Hinterkopf gedrehten Dutt gebunden. Eine Erscheinung wie aus der Zeit gefallen! »Keusch« – auch ohne von irgendeinem Gelübde zu wissen, würden vermutlich die meisten Menschen denken. In wohldurchdachten Sätzen, als ob sie von einem Skript ablesen würde, spricht sie von den Schwierigkeiten, die sie und ihr Mann dabei hätten, ein Kind zu zeugen:

»Wir haben doch alles dafür Notwendige unternommen!«

Aktuell sei eine Operation an den Eileitern geplant, weil man hoffe, dass dadurch die Eileiterpassage verbessert werden könnte.

Diagnose

Dass sich in der Untersuchung ein schweres Keuschheitsgelübde zeigt, ist keine Überraschung. Sowohl die kinesiologische Testung wie die NLS-Analyse liefern den Beweis.

Therapie

Mit Urkunde und aurachirurgischer Auflösungsprozedur kann das Keuschheitsgelübde erfolgreich gelöscht werden.

Therapieerfolg

Susanna schreibt mir zwei Monate später, dass sie schwanger sei, und zwar ohne Eileiteroperation. Ein knappes Jahr später kommt wieder Post von ihr: die Geburtsanzeige ihrer Tochter!

Warum ist Werner immer wütend?

Schon beim Hereinkommen fühle ich seine aufgestaute Wut. Er reicht mir unwirsch die Hand, nimmt die Sonnenbrille ab und sieht sich genervt um. Was mag er wohl denken? Vermutlich nichts Gutes. Das Hemd spannt über dem Bauch, sein Gesicht ist braun gefleckt, die Augen flackern unruhig. Mit ihm möchte man nicht streiten.

»Wie kann ich Ihnen helfen«, leite ich vorsichtig das Gespräch ein.

»Meine Schlafstörungen – seit Jahren«, brummt er.

Er sei deshalb tagsüber dauernd müde, habe größte Probleme, sich auf seine Arbeit als Kaufmann zu konzentrieren. Manchmal lege er sich sogar in der Mittagspause ins Auto, um ein wenig zu dösen.

»Und wie sieht es mit Ihren Augen aus?«, bohre ich weiter.

»Meine Augen?«, erwidert er erstaunt. »Ja, die werden von Monat zu Monat schlechter. Alle halbe Jahre muss ich mir eine stärkere Brille verschreiben lassen.«

Nach seiner allgemeinen Stimmung gefragt, blickt er mir das erste Mal voll ins Gesicht:

»Schlecht, ehrlich gesagt. Meine Frau muss ganz schön unter mir leiden. Auch meine Kinder haben es nicht leicht mit mir. Aber ich kann einfach meinen Zorn nicht zurückhalten und explodiere selbst bei Lappalien, obwohl ich das gar nicht will und eigentlich von meiner Veranlagung her freundlich und ausgeglichen bin.«

»Haben Sie sich schon mal Ihre Leber untersuchen lassen?«, will ich wissen.

Ja! Herausgekommen sei, dass er eine Fettleber habe, allerdings laut Blutuntersuchung ohne nennenswerte Erhöhung der Leberenzyme. Woher die komme, wisse er nicht.

»Ich trinke keinen Alkohol und ernähre mich gesund und fettarm. Darauf achtet meine Frau. Trotzdem bin ich übergewichtig und kann einfach nicht abnehmen!«

Diagnose

Ich drücke zwischen dem ersten und zweiten Zeh rechts auf den Akupunkturpunkt »Leber 3«. Werner krümmt sich. Mein Verdacht erhärtet sich durch die Bestätigung, dass just dieser Punkt schmerzt: Werner leidet unter einer energetischen Leberschwäche. Daraus erklären sich sämtliche von ihm beschriebenen Symptome: Müdigkeit, Schlafstörungen, Sehstörungen, Lichtempfindlichkeit und die Emotionen von Wut und Zorn, so wie auch in der TCM (traditionelle chinesische Medizin) beschrieben. Das sind zwar die Symptome der Fettleber, doch es beantwortet nicht die Frage, woher sie stammen!

Dahinter steckt ein karmisches Muster beziehungsweise ein vererbter Verhungerungskonflikt, wie die kinesiologische Testung sogleich bestätigt. Werner weiß, dass sein Großvater als Wehrmachtssoldat sechs Jahre in Gefangenschaft war und halb verhungert nach Hause zurückgekehrt ist. Werners Bericht lässt sich durch die kinesiologische Testung verifizieren – er hat die Information des Verhungerns von seinem Großvater väterlicherseits übernommen und lebt sie in seinem eigenen Leben weiter. Alles, was er isst, wird unmittelbar verstoffwechselt und als Fettdepot in die Leber eingelagert, um es für schlechte Zeiten verfügbar zu haben. Der Versuch abzunehmen scheitert am Unterbewusstsein, das Reserven einlagern will.

Therapie

Werner nimmt den Anatomieatlas mit der Abbildung des Hirnstamms auf seinen Schoß. Ich drücke mit der Pinzette auf das Hirnrelais der Leber. Werner bemerkt ein diskretes Stechen im Kopf. Durch Injektion der invertierten Information von Verhungerungskonflikt programmiere ich das Hirnrelais um und eliminiere die energetische Störung. Außerdem kappen wir die energetische Belastung durch Segnung des Großvaters väterlicherseits. Dabei muss Werner heftig schniefen. Er bekennt:

»Ich erinnere mich sehr gern an ihn. Er war mein großes Vorbild!«

Auch wird die russische Armee gesegnet, die den Großvater seinerzeit gefangen genommen hatte.

Therapieerfolg

»Herr Doktor, schauen Sie mich an: Fällt Ihnen irgendetwas an mir auf?«, fragt er mich, als er einige Wochen später seine Frau zu einem Termin bei mir begleitet.

»Sie haben abgenommen, stimmts?«, frage ich zurück.

»Ja, ich bin zehn Kilo leichter«, freut er sich.

»Auch ist er längst nicht mehr so zornig wie früher«, ergänzt seine Frau. »Ich würde mich glatt nochmals in ihn verlieben«, lächelt sie.

Carolas »unstillbares« Erbrechen

»Wir freuen uns wie die Schneekönige auf unser erstes Kind«, beteuert Timo. Doch irgendwie klingt er nicht so ganz danach. Denn die Vorfreude ist getrübt: Carola hütet seit drei Monaten mit Diagnose »unstillbares Erbrechen« das Bett. Zur Behandlung hat sie sich mühsam aufgerafft und liegt auch jetzt bei mir in der Praxis kreidebleich auf dem Sofa. Medikamente gegen das Erbrechen will die 35-Jährige aus Angst vor Nebenwirkungen für das ungeborene Kind nicht einnehmen.

»Was können wir nur tun?«, fragt sie mit schwacher Stimme.

Diagnose

Hinter dem sogenannten unstillbaren Erbrechen verbergen sich etliche seelische Themen, die Carolas Schicksal beziehungsweise die Disposition zum Schwangerschaftserbrechen determinieren:

Schulmedizinisch handelt es sich bei dieser Art von Erbrechen um die Folge einer hormonellen Störung. In der Aurachirurgie ist es die Konsequenz eines Verstoßes gegen Gelübde. Und tatsächlich zeigt sich in der NLS-Analyse eine deutliche energetische Belastung des Hypothalamus infolge von Keuschheitsgelübde, Obrigkeitsgelübde, Treuegelübde, Schweigegelübde, insbesondere aber einem schweren Ordensgelübde. Es stellt sich nun die Frage nach der Art des Ordens.

Da Carola zu schwach für eine kinesiologische Testung ist, arbeite ich mit dem Stellvertretertest: Timo nimmt Carolas Hand und ich schubse ihn nach Ansage, sobald er das zu untersuchende Muster stellvertretend für sie ausgesprochen hat. Entsprechend werden verschiedene Orden kinesiologisch getestet: Neben den klerikalen Orden wie zum Beispiel Jesuiten-, Benediktiner- und Franziskanerorden frage ich auch nicht klerikale Orden wie Freimaurer, Templer, schließlich auch die Illuminaten ab. Bei Letzteren kann Timo sich kaum auf den Beinen halten, er strauchelt nach vorn.

Beiden steht der Mund offen, so verblüfft sind sie. Carola richtet sich ein wenig auf und beginnt aus ihrer Familiengeschichte zu erzählen. Sie entstammt einer alteingesessenen und wohlhabenden Unternehmerdynastie, wo die jeweiligen Patriarchen immer schon ordensmäßig organisiert gewesen seien.

Hintergrund

Der Illuminatenorden (von lateinisch *illuminati*, die Erleuchteten) war eine Geheimgesellschaft mit dem Ziel, durch Aufklärung und sittliche Verbesserung die Herrschaft von Menschen über Menschen überflüssig zu machen. Sie wurde 1776 vom Philosophen und Kirchenrechtler Adam Weishaupt (1748–1830) in Ingolstadt gegründet und existierte im Kurfürstentum Bayern offiziell bis zu ihrem Verbot 1785. Für mich schließt sich nun der Kreis.

Ordensgelübde beschränken die persönlichen Freiheiten und gelten über den Tod hinaus. Tritt ein Novize in einen Orden ein, legt er das Ordensgelübde ab, was auch als Profess (von lateinisch *profiteri*, sich zu etwas bekennen) bezeichnet wird. Im Sinne der Energetik handelt es sich um ein wirksames und gleichzeitig auf ewige Dauer bindendes Ritual. Das Ablegen des Ordensgelübdes hat kirchenrechtliche Folgen, beeinträchtigt die Erwerbs- und Besitzfähigkeit des Mönchs und verhindert eine gültige kirchliche Eheschließung. Im Fall eines Ausscheidens aus dem Orden muss durch den Vatikan ein Austrittsindult erteilt werden (die Erlaubnis zum Austritt), um von den Rechtsfolgen des Gelübdes frei zu werden – quasi die Rückabwicklung des einstigen Professes. Wird kein Austrittsindult erteilt, bleibt das Ordensgelübde bestehen, was in der aurachirurgischen Diagnostik auch nachgewiesen werden kann. Erst durch Unterschreiben der Auflösungsurkunde und durch Sprechen des Segnungsrituals, bei dem der Orden gesegnet wird, lässt sich die Verbindung zur kirchlichen Gemeinschaft kappen. Erst dann ist der Betroffene auch energetisch frei.

Therapie

Ganz offensichtlich hat Carola einige der Gelübde, die seinerzeit durch ihre Vorfahren geleistet worden waren, geerbt: Sie sind der Auslöser für ihr Schwangerschaftserbrechen. Mit Urkunde und aurachirurgischer Auflösungsprozedur können alle Gelübde erfolgreich gelöscht werden.

Therapieerfolg

Da Carola und Timo im Nachbarort leben, laufen wir uns gelegentlich über den Weg. Das letzte Mal freute ich mich ganz besonders: Die beiden schoben einen Kinderwagen vor sich her.

»Ich musste nach Ihrer Behandlung keinen weiteren Tag mehr liegen«, strahlte Carola, »die restliche Schwangerschaft und auch die Geburt verliefen völlig problemlos!«

Tilo auf der Suche nach seiner Mutter

Tilo hat sich beim Thema Augen im Aurachirurgie-Seminar gemeldet und kommt zu mir nach vorn zur Behandlung. Ich schaue ihm ins Gesicht und sehe: Der 31-Jährige Physiotherapeut schielt mit seinem linken Auge nach außen. Aufgrund seiner Rechtshändigkeit deutet das auf einen Suchkonflikt der Mutter-Kind-Seite hin.

> Der Suchkonflikt entsteht aus dem Impuls, etwas nicht sehen zu können, was man aber gern sehen möchte, sei es eine Person oder eine Sache. Durch das Auswärtsschielen kann der Betroffene im übertragenen Sinne sein Blickfeld vergrößern, um auf diese Weise das Gesuchte doch noch zu finden.

Abhängig von der Händigkeit eines Menschen (Rechts- oder Linkshänder) und vom schielenden Auge (rechts oder links) lässt sich rückschließen, wonach gesucht wird. Hat ein Rechtshänder ein Auswärtsschielen des rechten Auges, sucht er auf der Partnerseite – den Vater, ein Geschwister, einen während der Schwangerschaft seiner Mutter abgegangenen Zwilling. Leidet er unter einem Auswärtsschielen des linken Auges, sucht er auf der Mutter-Kind-Seite – die verloren gegangene Mutter oder verloren gegangene eigene Kinder. Bei Linkshändigkeit sind die Vorgaben umgekehrt: Wird mit dem linken Auge geschielt, betrifft das die Partnerseite, beim rechten Auge die Mutter-Kind-Seite.
Der Suchkonflikt führt zu einer Abweichung von der geistigen Mitte und induziert eine Schuld, die durch das Auswärtsschielen auszugleichen versucht wird. Je stärker der Suchkonflikt ausgebildet ist, desto größer wird die Schuld und damit auch das Auswärtsschielen. Geradezu ein energetisch-kybernetischer Kreislauf mit den Einflussgrößen Konflikt, Schuld und Krankheit!

Diagnose

Ich teste Tilo auf das karmische Muster der missglückten Flucht und stelle fest, dass er nach links kippt. Auch kippt er bei der kinesiologischen Testung auf den Suchkonflikt. Und zwar nicht nur bei der allgemeinen Suche, sondern auch bei meiner differenzierten Abfrage bezüglich der Suche nach seiner Mutter vor zwei Seeleninkarnationen. Die Abfrage nach Eiden und Gelübden ergibt einen unauffälligen Befund, sehr wohl aber kippt er bei der kinesiologischen Abfrage von Schuld. Die aurachirurgische

Untersuchung zeigt, dass Tilo nach seiner Mutter sucht, die er vor zwei Seeleninkarnationen auf der Flucht verloren hat. Auch wenn er versucht, durch das Auswärtsschielen die seelische Belastung zu kompensieren, zeigt sich, dass er sich dennoch in der Schuld befindet.

Therapie

Durch Invertierung des Suchkonflikts auf dem resonanten Hirnrelais des linken Auges im Stammhirn kann die informatorische Störung eliminiert werden. Das karmische Muster der missglückten Flucht wird aurachirurgisch aufgelöst, ebenso die Schuld. Thilo segnet als Abschluss der Behandlung seine bei der Flucht verloren gegangene Mutter vor zwei Seeleninkarnationen. Bei allen kinesiologischen Nachtestungen bleibt er stabil stehen.

Therapieerfolg

»Ich kann jetzt wieder schärfer sehen«, berichtet Thilo am nächsten Morgen, als ich mich zu Beginn des Seminars nach seinem Befinden erkundige. Spontan applaudieren ihm die Teilnehmer.

Ein paar Monate später kommt er in meine Praxis. Ich stelle fest, dass sein Schielen deutlich weniger ausgeprägt ist, was ihm auch seine Familie und Freunde bestätigt haben.

Brigittes transplantierte Niere muss nun doch nicht aufgeben

Brigitte hat vor acht Jahren eine neue Niere bekommen, die jetzt wieder vermehrt Eiweiß – im Urin nachgewiesen – auszuscheiden beginnt. Dies ist der Hinweis darauf, dass das transplantierte Organ seinen Dienst zu quittieren droht. In der NLS-Analyse erkenne ich direkt auf der Niere, aber auch im Hirnventrikel der 47-Jährigen, eine energetische Belastung, ausgelöst durch die Information eines Schocks durch Transplantation.

Besonders schwer wiegt Schuld – via NLS-Analyse nachweisbar – im Rahmen der Transplantationsmedizin. Letztlich bleibt bei medizinischen Eingriffen dieser Art aus geistiger Sicht vieles ungeklärt: Sosehr die technischen Abläufe in der Praxis funktionieren, so wenig weiß man über die emotionalen Aspekte und die feinstofflichen Konsequenzen – und zwar sowohl beim Organempfänger als auch beim Organspender.
Dass hier geistige Mechanismen am Wirken sind, die sich unserer rationalen Logik entziehen, zeigt die Aurachirurgie. Wenn Organempfänger plötzlich von Dingen träumen, von denen sie vor der Transplantation nicht träumten, wenn sie ihre Persönlichkeit verändern und Verhaltensweisen zeigen, die zuvor bei ihnen unbekannt waren oder sie zu rauchen beginnen, obwohl sie früher Nichtraucher waren, so beweist das die Übernahme von Fremdenergien.
In der Konsequenz bedeutet das: Transplantierte Organe können Informationen von karmischen Mustern, miasmatischen Mustern und auch von Konflikten in sich tragen, die auf den Transplantatempfänger übertragen werden. Die feinstoffliche Manifestation kann dann zu bislang unbekannten Symptomen und Beschwerden führen.

Diagnose

Die NLS-Analyse ergibt, dass acht Jahre nach der Transplantation immer noch ein Schock auf der übertragenen Niere nachzuweisen ist. In der Differenzierung erkenne ich, dass der Schock nicht nur vom Organempfänger, sondern insbesondere auch vom Organspender stammt. Unklar ist, ob der Schock durch den tödlichen Unfall verursacht wurde, den der Spender seinerzeit erlitten hat oder ob er durch die Organentnahme ausgelöst wurde. Auch finde ich auf Brigittes Hypothalamus eine erhebliche Schuld – ausgelöst durch die Transplantation, die sie aus ihrer geistigen Mitte hat fallen lassen. Sie berichtet nebenbei, dass sie sich nach Aussage ihrer Angehörigen »ziemlich verändert« habe:

»Früher war ich immer lustig und gut aufgelegt, seit dem Eingriff bin ich ernst und lasse mich schnell aus dem Gleichgewicht bringen.«

Sie fühle sich innerlich zerrissen und habe wohl deshalb auch kein so gutes Verhältnis mehr zu ihrer Familie wie einst.

Therapie

In einem Ritual dankt Brigitte dem Spender ihrer Niere. Sie fängt dabei hemmungslos zu schluchzen an, muss mehrmals mittendrin abbrechen und fängt sich nur schwer wieder. Als sie ihn segnet, wirkt sie zutiefst aufgewühlt: der Beweis, dass die energetische Verbindung zwischen Organspender und Organempfänger geheilt ist. Die Information des Schocks wird aurachirurgisch sowohl auf der Abbildung des Hirnventrikels als auch der Niere herausprogrammiert und gelöscht.

Therapieerfolg

Einige Wochen später bekomme ich von Brigitte eine erfreuliche Nachricht: Die Eiweißwerte im Urin sind fast wieder im Normalbereich.

»Mit am meisten freue ich mich darüber, dass meine Familie und ich uns wieder besser verstehen – das beruhigt mich sehr und gibt mir unendlich Kraft«, beendet sie ihr Schreiben.

Die Fremdenergien des Spenders scheinen aus Brigittes feinstofflichem Körper gelöst und entfernt worden zu sein.

Die Engelmacherin

Ich erinnere mich an Cornelia, weil sie nach ihren eigenen Worten »topfit und nur aus Neugierde gekommen ist«.

Braun gebrannt, wie frisch aus dem Urlaub, lustig und geistreich ist die 42-jährige Physiotherapeutin.

»Vielleicht kann ich ja die Aurachirurgie bei der Behandlung meiner Patienten nutzen«, überlegt sie beim Platznehmen laut.

Diagnose

In der NLS-Analyse ergibt sich überraschenderweise eine schwere energetische Belastung des Hypothalamus durch die Information der Schuld. Schuld? Bei diesem Stichwort wird Cornelia blass und berichtet mit unbewegtem Gesicht, dass sie seit Kindheit immer wieder unter Albträumen leidet und genau wisse, woher diese stammten.

»Meine Großmutter hat während des Zweiten Weltkriegs als Engelmacherin Hunderten von Frauen bei der Abtreibung geholfen«, ergänzt sie tonlos. Das sei zwar verboten gewesen, aber sie habe den Frauen doch helfen wollen. Ärzte habe es keine gegeben, die waren ja alle an der Front. Urplötzlich beginnt sie bitterlich zu weinen und legt ihre Hände vors Gesicht.

»Ich ahnte, dass ich irgendetwas von ihr geerbt habe. Ich fühle es: Es ist der Tod unzähliger Kinder, der auf mir lastet.«

Therapie

Ich injiziere die invertierte Information von Schuld in den resonanten Hypothalamus im Anatomieatlas, den Cornelia auf ihrem Schoß hält. Sie schließt die Augen und muss tief durchatmen. Sie öffnet langsam die Augen, blinzelt mich an und erholt sich langsam, als ich mit der Stimmgabel das Organ harmonisiere. Dabei entfleucht ihr ein kleiner Rülpser, was sie peinlich berührt. Ich kann sie beruhigen, denn für mich ist das der Beweis für die Lösung ihres seelischen Problems. Aus Erfahrung weiß ich: Immer wenn der Patient einmal tief durchatmet oder wenn ihm etwas Unkontrolliertes entfährt, dann ist dies ein untrügliches Zeichen, dass sich die energetische Störung aufgelöst hat beziehungsweise die belastende Information verschwunden ist.

Therapieerfolg

Nach Segnung der Großmutter und der ungeborenen Kinder sowie Auflösung der Schuld kann Cornelia beruhigt wieder durchschlafen und wird auch endlich nicht mehr von Albträumen gequält. Die Löschung von Schuld macht frei!

Warum der Metzger Gartenpfleger wird

Uwe (49) ist kräftig und gut trainiert, hat eine gesunde Gesichtsfarbe, als ob er den ganzen Tag schwere Arbeit an der frischen Luft verrichten würde. Richtig: Er ist Gartenpfleger und stellt sich wegen chronischer Rückenschmerzen und einer Fehlsichtigkeit vor. Er habe im Erstberuf Metzger gelernt und berichtet aus seinem einstigen Arbeitsalltag:

»Das jämmerliche Quieken der Schweine vor und während der Schlachtung, das habe ich einfach nicht mehr ausgehalten. Der Blick in die Augen der Tiere, ihre Panik! Ich habe mit ihnen gelitten und fand den Job am Schlachthof unerträglich. Jeder Tag war eine Qual.«

Also habe er vor 15 Jahren umgesattelt. Kurz danach entwickelte sich eine Sehstörung, für die es keine Erklärung gab. Der Augenarzt diagnostizierte einen Astigmatismus (Hornhautverkrümmung des Auges mit Stabsichtigkeit, das heißt, Punkte werden als Stäbe wahrgenommen), insbesondere auf dem rechten Auge.

Diagnose

Die hohen psychischen Belastungen seiner einstigen beruflichen Tätigkeit lassen sich selbst jetzt noch als Schuld auf dem Hypothalamus nachweisen. Sie sind der Grund für Uwes Rückenschmerzen: Energetisch sitzt die Schuld direkt in Kreuzbein und Lendenwirbelsäule, und genau dort kann ich sie jetzt auch spürbar machen, denn er zuckt zusammen, als ich mich hinter ihn stelle und auf Höhe des Kreuzbeins wie an einem Stab ziehe.

»Was war das denn eben?«, fragt er und blickt mich verdutzt an.

»Das war die in Ihrem feinstofflichen Körper sitzende Schuld«, erkläre ich ihm.

»Wusste ich's doch«, meint er, überhaupt nicht überrascht. »Die toten Schweine begleiten mich Tag und Nacht, selbst beim Blumenpflanzen.«

Die aurachirurgische Untersuchung des Astigmatismus ergibt einen sogenannten Erwartungskonflikt. Hier handelt es sich um das emotionale Erleben, dass die Erwartung an sich selbst oder an andere nicht mit der Realität übereinstimmt. Zugrunde liegt im vorliegenden Fall Uwes Erkenntnis, dass die Tätigkeit als Metzger beendet werden muss, um eine emotional weniger belastende Tätigkeit auszuführen. Das Unterbewusstsein versucht, die unerwünschte Wahrnehmung der Realität durch eine Hornhautverkrümmung auszugleichen, mit dem Ziel, die Erwartung mit der Realität in Deckungsgleichheit zu bringen. Nachdem der Patient Rechtshänder und der Astigmatismus auf dem rechten Auge ausgeprägter ist, handelt es sich hier um einen Konflikt der Partnerseite, entsprechend der beruflichen Tätigkeit. Wie bereits beschrieben, gleichen sich berufliche Belastungen und Probleme am Arbeitsplatz über die Partnerseite aus. Typischerweise beginnt die Fehlsichtigkeit erst nach Beginn der Tätigkeit als Gärtner, denn durch den Wechsel zum neuen Beruf kommt der Patient in die Heilungsphase. Bestanden in der konfliktaktiven Phase als Metzger noch keine Symptome, zeigen sich die morphologischen Veränderungen der Hornhaut und die daraus resultierenden Probleme der Fehlsichtigkeit in der Heilungsphase als Gärtner nun deutlich.

Auf dem Hirnrelais der Hornhaut des Auges findet sich in der aurachirurgischen Untersuchung eine Resonanz, entsprechend der energetischen Störung durch den Erwartungskonflikt. Auch der Hypothalamus weist eine

Resonanz auf, als Zeichen der energetischen Störung durch die Information der Schuld.

Therapie

Sowohl die Information der Schuld im Hypothalamus als auch des Erwartungskonflikt im Hirnrelais werden erfolgreich herausprogrammiert. Uwe segnet sich selbst, seine einstige Tätigkeit als Metzger, seinen ehemaligen Arbeitgeber und natürlich auch die ungezählten Schweine, die durch seine Hand zu Tode kamen. Anschließend mache ich eine zweite NLS-Analyse des Hypothalamus und stelle fest, dass sich unmittelbar nach der Segnung die energetische Belastung um 60 Prozent reduziert hat. Das Segnungsritual hat somit eine instantane Wirkung.

Therapieerfolg

Nach Auflösung der Schuld richtet sich Uwe auf und geht ein paar Schritte durch den Raum. »Endlich bin ich wieder schmerzfrei«, strahlt er mich an. »Ohne Kreuzweh arbeitet ein Gartenpfleger doch deutlich entspannter! Und ich bin gespannt, wie sich die Behandlung auf meine Sehfähigkeit auswirken wird. Bereits jetzt habe ich den Eindruck, wieder schärfer zu sehen.«

FERNANALYSEN

Nicht-lineare Systeme erlauben die Durchführung von Fernanalysen, unabhängig davon, wo sich die betreffende Person zum Zeitpunkt der Analyse befindet. Durch die Eingabe von Familienname, Vorname, Geburtsdatum, Wohnadresse, optional noch Blutgruppe und Rhesusfaktor, sind die Systeme in der Lage, jeden Menschen weltweit über das morphische Feld zu lokalisieren und auszuwerten. In der Anmeldemaske zur Fernanalyse unter *www.medicodes.net* können auch Symptome und Krankheitsgeschichte in einem dafür speziell vorgesehenen Eingabefeld beschrieben werden.

In der NLS-Analyse erkenne ich, ob und welche Organe energetisch belastet sind und wie schwerwiegend die entsprechende Belastung ist. Aufgrund meiner Erfahrung weiß ich, welche karmischen und/oder miasmatischen Muster beziehungsweise konfliktiven Belastungen auf welchen Organen zu finden sind. Umgekehrt heißt dies: Nicht jedes Organ trägt jede Information, sondern es findet sich eine implizite Grundordnung. Manche Organe tragen Informationen zu nur einem einzigen Konflikt, andere Organe unter Umständen zu mehreren. So findet man beispielsweise auf den Bronchien Schreckangstkonflikte,

Revierangstkonflikte oder Sprachlosigkeitskonflikte, die einzeln vorhanden sein können oder auch in Kombination. Sprachlosigkeitskonflikte haben einen Bezug zu möglichen Schweigegelübden, weshalb in solchen Fällen zusätzlich auf dem Hypothalamus nach entsprechenden Gelübdebelastungen zu suchen ist.

Zudem kann man noch miasmatische Informationen auf den Bronchien nachweisen, hier insbesondere das Miasma der Tuberkulose. Über den sogenannten Vegetotest lässt sich exakt messen, welche belastenden Informationen in jeweils welcher Ausprägung auf dem entsprechenden Organ vorhanden sind und die energetische Störung verursachen. Daraus ergibt sich ein unter Umständen komplexes Analyseergebnis, das ich dem Auftraggeber als Auswertungstext maile. Auf Wunsch kann der Betroffene einen personalisierten *medicode* bestellen, einen QR-Code, auf dem die Ausleitungsinformationen für alle gefundenen energetisch-informatorischen Belastungen codiert sind. Dieser Code wird ausgedruckt und um ein Glas gewickelt, dieses mit Wasser gefüllt und der Inhalt täglich morgens nüchtern über zwei Monate getrunken.

Mimis Tod

Fabian, 47 Jahre alt, beauftragt eine Fernanalyse. Im Beschreibungsfeld für Beschwerden gibt er eine idiopathische thrombozytopenische Purpura (ITP) an. Die Thrombozyten seien plötzlich von normal 300.000/µl auf 5.000/µl abgestürzt, woraufhin er zahlreiche Spontanblutungen in der Haut und Schleimhaut bekommen habe, die man als rote Punkte habe sehen können. Die anschließende Medikation mit Cortison brachte eine Verbesserung, aber ein paar Tage später sei der Wert wieder auf 10.000/µl gesunken. Medikamente hätte er zu keiner Zeit eingenommen, ebenso wenig sei er beruflich etwaigen Giften oder Lösungsmitteln ausgesetzt. Die Untersuchung der Magenschleimhaut mit der Frage einer Infektion durch Helicobacter pylori blieb ebenfalls ohne Befund. Jetzt sei ihm ein teures Medikament verschrieben worden, vor dessen möglichen Nebenwirkungen er sich fürchte und das er deshalb nicht einnehme. Aufgetreten seien die Spontanblutungen zwei Monate nach dem Tod der geliebten Katze:

»Mimi lebte 18 Jahre bei uns. Sie war fester Bestandteil in der Familie und wurde wie ein Kind gehätschelt.«

Die Katze war aufgrund ihres hohen Alters schon voller Maden gewesen und wurde eingeschläfert. Doch sei sie danach vollständig ausgeblutet und habe am Ende in einer riesigen Blutlache gelegen.

»Dieser Anblick hat mich bis ins Mark erschüttert«, schreibt er. »Ein paar Tage später habe ich überall diese komischen roten Punkte bekommen.«

Diagnose

In der NLS-Analyse finden sich zahlreiche karmische Muster wie Sklavenjoch, Schuld, sexueller Missbrauch, Rachegelübde, Schweigegelübde, Schuldgelübde und auch Selbstsabotage. Darüber hinaus zeigt sich eine schwere energetische Belastung des gesamten Chromosomensatzes durch das karmische Muster der Schuld, ausgehend vom Großvater väterlicherseits, den er persönlich jedoch nie kennengelernt habe.

Meine Schlussfolgerung: Es besteht eine Schuldbelastung im Familiensystem, die der Patient epigenetisch über den Chromosomensatz geerbt hat. Ebenso findet sich das

Miasma der Syphilis, was den autoimmunologischen Prozess triggert, als der dieses Krankheitsbild schulmedizinisch beschrieben wird. Weiter zeigt sich auf der Milz die Information eines Blutungskonflikts. Dieser Konflikt ist der Verursacher von Fabians gesundheitlichen Problemen! Fabian hat den Blutungskonflikt seiner Katze übernommen und gleicht ihn nun durch die ITP organisch aus – Haustier und Halter haben die identischen Symptome.

Therapie

Sie erfolgt durch einen personalisierten *medicode*: Fabian enthält die Anweisungen zur Invertierung des Blutungskonflikts, zur Umprogrammierung am verantwortlichen Hirnrelais, zur Ausleitung der karmischen und miasmatischen Grundbelastungen und zur Segnung der Katze.

Therapieerfolg

Fabian schreibt mir einige Wochen später:
»Mir geht es deutlich besser! Ich bin sehr froh, dass ich aufgrund des Analysebefundes meine Krankheit nun auch rational einordnen kann. Ich habe Mimis Tod inzwischen überwunden! Mittlerweile haben wir aus dem Tierheim ein süßes junges Kätzchen geholt, das uns ebenso große Freude macht wie unsere alte Mimi.«

Tamaras Minderwuchs

Tamaras Mutter beauftragt eine Fernanalyse wegen des Minderwuchses ihrer 16-jährigen Tochter. Diese besucht die zehnte Klasse eines Gymnasiums, interessiert sich für Mangas und malt leidenschaftlich gern. Doch ihre Körpergröße macht große Sorgen: Tamara hatte sich bis zum Alter von 18 Monaten normal entwickelt, doch dann wuchs sie auf einmal langsamer als der Durchschnitt. Heute misst sie 1,32 Meter. Sämtliche klinischen Untersuchungen bleiben ohne Ergebnis. Die Kinderärzte finden kein »Syndrom«, von denen es in der Kinderheilkunde einige gibt, die für den Minderwuchs verantwortlich zu machen wären. Tamaras Blut sei auf der ganzen Welt in verschiedenen Laboren untersucht worden, aber man habe sich auf keine klare Aussage festlegen können, schreibt ihre Mutter weiter. Sie hat inzwischen die Hoffnung aufgegeben, auf konventionellem Weg die Antwort auf Tamaras Minderwuchs zu finden und sucht nach Alternativen.

Diagnose

In der Fernanalyse zeigt sich eine energetische Störung auf der Hypophyse, genauer der Adenohypophyse, wo das Wachstumshormon STH (somatotropes Hormon) produziert wird.

Meine erste Vermutung: Tamaras Kleinwuchs könnte durch eine verminderte oder irreguläre Sekretion von Wachstumshormon aus der Hypophyse verursacht sein. Was mich wiederum wundert, ist, dass in den weltweit durchgeführten Blutanalysen nur ein leicht verringerter Hormonspiegel für STH gemessen worden war, sodass dies keine derart eklatante Wachstumsstörung erklären kann. Also: Warum ist Tamara trotzdem minderwüchsig? Warum zeigt die Hypophyse eine energetische Schwäche und entwickelt eine hormonelle Störung?

Der Befund der Hypophysenstörung oder die Irregularität im Sekretionsprofil des Wachstumshormons ist streng genommen keine Ursache, sondern nur die Folge eines tiefer liegenden Mechanismus. Und hier liefert die energetisch-informatorische Diagnostik der Aurachirurgie einen klaren Befund: Es handelt sich um die Folgen eines Schädelhirntraumas im Zusammenhang mit einem sexuellen Missbrauch, übernommen von der Urgroßmutter mütterlicherseits.

Der Missbrauch löst nach Hamer einen sogenannten Brockenkonflikt aus, dessen Information in der NLS-Analyse auf der Adenohypophyse (vorderer Teil der Hypophyse) – dort wird das Wachstumshormon produziert – nachgewiesen werden kann. Der Brockenkonflikt ist ein biologischer Konflikt mit dem emotionalen Erleben des stecken gebliebenen Brockens – eines seelischen Problems, das nicht gelöst werden kann. Somit ist die hypophysäre Störung die Folge oder gar der organisch-funktionelle Ausgleich der zugrunde liegenden informatorischen Störung durch ein Schädelhirntrauma und durch den Brockenkonflikt des sexuellen Missbrauchs.

Auf dem Hypothalamus finden sich die von der Urgroßmutter übernommene Schuld und auf dem Hirnventrikel die entsprechende Schockbelastung. Wie lässt sich das interpretieren? Das Unterbewusstsein der jungen Patientin versucht, durch Kleinwuchs nicht auf sich aufmerksam zu machen. Sie will sich im übertragenen Sinn verstecken, um nicht Opfer von sexuellen Übergriffen zu werden. Tatsächlich wird die aurachirurgische Diagnose des Missbrauchs durch die Mutter der Patientin bestätigt: Tamaras Urgroßmutter wurde im Zweiten Weltkrieg auf der Flucht von feindlichen Soldaten schwer misshandelt, geschlagen und vergewaltigt. Im Sinne der Aurachirurgie ist das der Beweis: Nicht die hypophysäre Störung mit resultierender Sekretionsstörung von Wachstumshormon ist die Ursache des Minderwuchses, sondern die geistige Information, übernommen von der Urgroßmutter mütterlicherseits. Die biochemischen Prozesse sind den geistigen Impulsen nachgeordnet – sie laufen nur ab, weil der Geist es so will.

Therapie

Ich schicke der Familie einen personalisierten *medicode*: Darauf finden sich die Anweisungen zur Invertierung der Information des sexuellen Missbrauchs, der Schuld und des Schocks, die Anweisungen zur Segnung der Urgroßmutter und ihrer sexuellen Peiniger, die Anweisungen zur Invertierung des Brockenkonflikts sowie die Anweisungen zur Umprogrammierung am verantwortlichen Hirnrelais und zur Ausleitung der karmischen Grundbelastungen.

Therapieerfolg

Das Ergebnis der NLS-Analyse beruhigt Tamaras Mutter sehr: Sie hatte sich jahrelang schwerste Vorwürfe gemacht, ob sie ihr Kind nicht lange genug gestillt oder falsch ernährt hätte. Tamara habe sich nach dem Segnungsritual und der Einnahme des via *medicode* informierten Wassers verändert: Sie sei zwar nicht weitergewachsen, doch wirke sie wie von einer seelischen Last befreit und selbstbewusster im Umgang mit ihren um einige Köpfe größeren Klassenkameraden.

DIGITALE KLINIK

Auch ohne Beauftragung einer Fernanalyse oder einen persönlichen Besuch in meiner Praxis können Sie Hilfe erhalten: Unter *www.medicodes.net* finden Sie eine Funktionalität mit dem Projektnamen »Digitale Klinik«. Hier lassen sich über kinesiologische Selbsttests karmische Muster, miasmatische Belastungen und konfliktive Störungen diagnostizieren und durch entsprechend personalisiert programmierte medicodes therapieren.

HÄUFIG GESTELLTE FRAGEN

Was ist Aurachirurgie?
Aurachirurgie ist das berührungsfreie Operieren im feinstofflichen Körper des Menschen. Im Sinne der Quantenphysik handelt es sich um einen systematisierten Beobachtereffekt, indem der Therapeut mittels chirurgischen Instrumentariums und Surrogaten die geistigen Prozesse im feinstofflichen Körper des Patienten verändert und zielorientiert ausrichtet. Gemäß dem Prinzip: Die Energie folgt der Aufmerksamkeit.

Wie erklärt Aurachirurgie die Entstehung von Krankheiten?
Nach energetisch-informatorischer Sichtweise trägt jeder Mensch in unterschiedlichem Umfang karmische und miasmatische Muster in sich, die entweder von Vorfahren oder früheren Seeleninkarnationen übernommen wurden oder im jetzigen Leben erworben werden. Je nach Schweregrad entwickeln sich daraus spezifische Verhaltensweisen, Konflikte oder im schlechtesten Fall auch Beschwerden oder gar Krankheiten. Aus einer informatorischen Störung entsteht eine funktionale und schließlich eine organisch-morphologische Krankheit. Auslöser der Krankheiten sind somit stets energetisch-informatorische Störungen.

Welche Beschwerden und Krankheiten lassen sich aurachirurgisch behandeln?
Prinzipiell alle körperlichen wie auch psychischen Beschwerden und Erkrankungen.

Heilt Aurachirurgie immer?
Nein, es gibt leider auch Menschen, die auf diese Heilmethode nicht ansprechen. Die Gründe hierfür sind vielfältig und werden im Buch erläutert.

Für wen eignet sich Aurachirurgie?
Aurachirurgie ist für Menschen jeglichen Alters ab Geburt geeignet, auch Schwangere profitieren davon.

Wie lassen sich Kinder aurachirurgisch behandeln?
Kinder werden entweder selbst behandelt oder über ein Elternteil als Platzhalter.

Muss ich an diese Heilmethode glauben?
Nein, man muss nicht daran glauben, um trotzdem Therapieerfolg zu haben. Entscheidend ist nicht der bewusste Wille, sondern die Motivation des Unterbewusstseins.

Bleibt der Therapieerfolg erhalten?
Von den behandelten Patienten haben geschätzt 80 Prozent eine nachhaltige Verbesserung der Beschwerden oder Symptomfreiheit.

Ist eine aurachirurgische Behandlung schmerzhaft?
Nein, die Aurachirurgie ist ausdrücklich schmerzfrei! Die in der Resonanz empfundenen Sensationen sind jedoch manchmal unangenehm, und zwar in Form eines diskre-

ten Ziehens, Stechens, Drückens oder Kribbelns. Manche Menschen beginnen sogar zu schwanken. Nach der Behandlung kann es aber, wie in der Homöopathie auch, zu Erstverschlechterungen der Symptome kommen oder zum Muskelkater, der aber wieder verschwindet.

Kann jeder Aurachirurgie erlernen?
Prinzipiell ja. Karmische Muster und deren Auflösung ist für alle Neuland, ob Ärzte, Heilpraktiker oder Laien. Anspruchsvoller wird es bei Operationen am Surrogat: Hier muss man sich mit den anatomischen Gegebenheiten fundiert auskennen. Um einen Therapieerfolg zu erzielen, sollte sich der Therapeut an die Prozesse halten, wie sie im *Lehrbuch der Aurachirurgie* beschrieben sind.

Welche Instrumente braucht es zur Behandlung?
Der Aurachirurg verwendet die gleichen Instrumente wie ein Chirurg der Schulmedizin.

Kann ich bei der Anwendung etwas falsch machen?
Ja, wie in jedem anderen Beruf auch muss man wissen, was man tut. Hält sich der Therapeut nicht an die im Lehrbuch für Aurachirurgie beschriebenen Schritte, stellt sich unter Umständen kein Therapieerfolg ein. Oder verschließt er nicht die virtuell eröffneten Körperbereiche aurachirurgisch fachgerecht, so kann der Patient im feinstofflichen Bereich Energie verlieren. Die Folge sind chronische Müdigkeit und Antriebslosigkeit.

Warum befreit Aurachirurgie?
Willensbildung und Handlungen eines Menschen hängen von zahlreichen Einflussfaktoren beziehungsweise

Programmierungen ab, die der Person keineswegs bewusst sind. Die sich daraus ergebenden Konsequenzen sind lebensentscheidend und prägen uns ab der ersten Minute bis zum Tod: Unter dem Einfluss von karmischen und/oder miasmatischen und/oder konfliktiven Programmierungen verhält sich der Mensch anders, als wenn er frei von derartigen Informationen wäre.

Funktionieren aurachirurgische Fernbehandlungen?
Ich selbst mache keine Fernbehandlungen via Skype oder übers Telefon, weil ich die Stimmung und die Reaktionen der Patienten nicht deutlich genug erfassen kann. Sehr wohl biete ich Fernanalysen mittels NLS-Analyse an. Hier lässt sich diagnostisch präzise feststellen, ob energetische Belastungen vorliegen, welche Organe betroffen sind und welche informatorischen Ursachen dahinterstecken. Die Behandlung erfolgt über medicodes *(www.medicodes.net).*

Erstreckt sich die Löschung eines karmischen Musters auf die nachfolgenden Generationen?
Nach meiner Erfahrung ja, sofern die Nachkommen zum Zeitpunkt der Behandlung noch nicht geboren sind.

AUSBLICK

Wir Menschen bestehen aus Körper, Geist und Seele. Da Materie dem Geist nachgeordnet ist, kann der grobstoffliche Körper nur gesunden, wenn die im feinstofflichen Körper gespeicherten Ursachen entfernt werden. Solange wir uns von unbewussten Informationen auf seelischer Ebene steuern lassen, so lange sind wir in unseren Emotionen und Reaktionen gefangen. Ja, wir erkranken sogar entsprechend der uns innewohnenden Programmierungen. Wenn wir also glauben, über einen freien Willen zu verfügen und folglich freie Entscheidungen fällen zu können, so stimmt das nur eingeschränkt.

Den Menschen von den ihn belastenden Informationen zu befreien und ihm damit ein selbstbestimmtes glückliches Leben zu ermöglichen, ist das Ziel der Aurachirurgie. Sie stellt den Geist in den Mittelpunkt und heilt folglich den Körper.

Aurachirurgie geht der Essenz unseres Seins auf den Grund und schafft (Selbst-)Erkenntnis. Damit befreit sie die Menschheit von ihrer über Jahrtausende aufgezwungenen Seelenlast und führt sie in eine neue und bessere Zeit. In unsere von Gott geschenkte Freiheit!

VERÖFFENTLICHUNGEN VON DR. MED. MATHIAS KÜNLEN

Schicksal – Wie Informationen unser Leben bestimmen,
Paperback, 368 Seiten, Verlag: Books on Demand

Einführung in die Aurachirurgie,
Paperback, 200 Seiten, Verlag: Books on Demand

Lehrbuch der Aurachirurgie,
Paperback, 700 Seiten, Verlag: Books on Demand

Informed – Lehrbuch der Informationsmedizin,
Paperback, 700 Seiten, Verlag: Books on Demand

BioProg – Biologische Programmierung,
Paperback, 404 Seiten, Verlag: Books on Demand

Medicodes – Einführung in die Digitalmedizin,
Paperback, 232 Seiten, Verlag: Books on Demand

Leitsymptome in der Aurachirurgie,
Band 1-15, Paperback, jeweils 100 Seiten, Verlag: Books on Demand

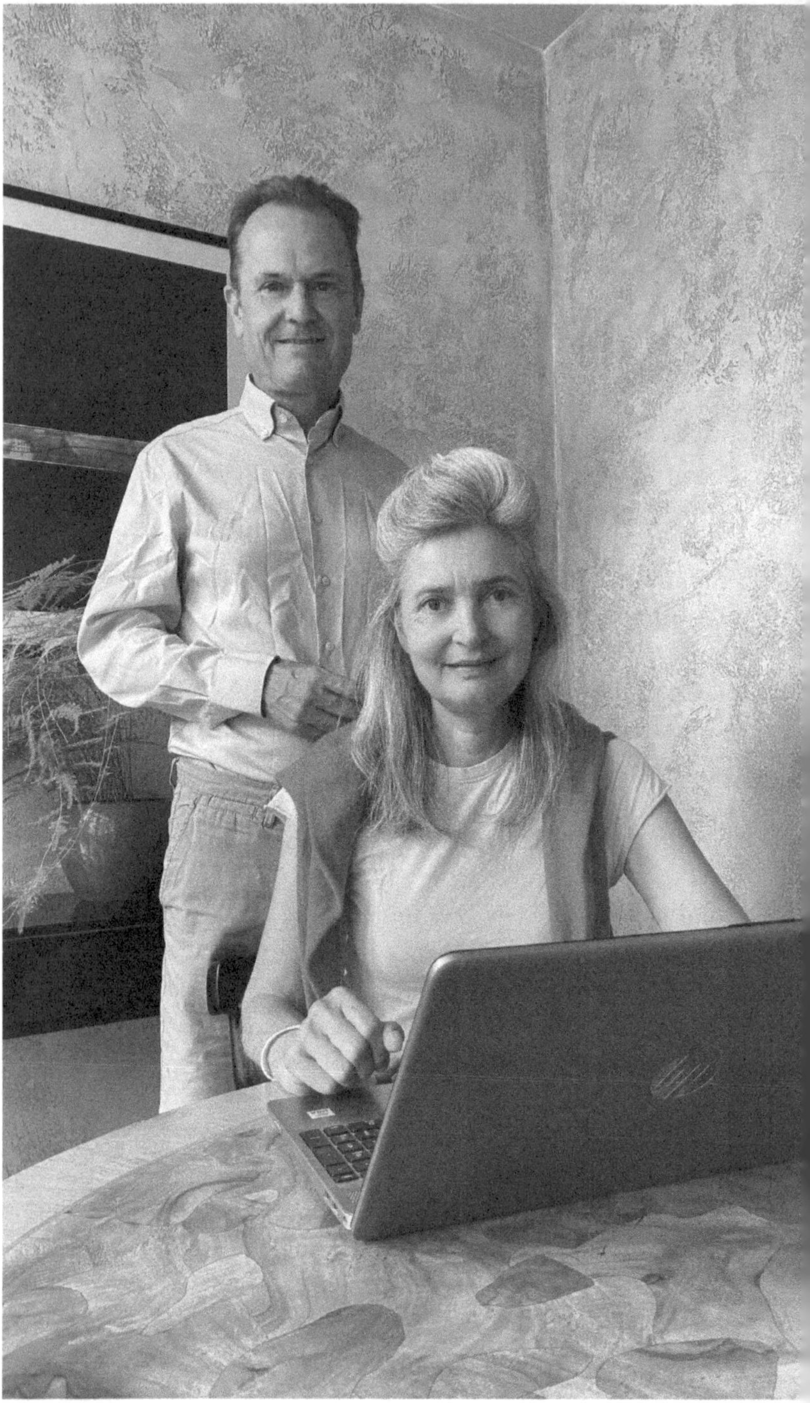

ÜBER AUTOR UND AUTORIN

DR. MED. MATHIAS KÜNLEN (Jahrgang 1963): Studium der Humanmedizin an der LMU in München. Deutsches medizinisches Staatsexamen 1988. US-amerikanisches medizinisches Staatsexamen FMGEMS 1989. Facharzt für Neurologie seit 1994. Gründer und Vorstand der Softmark AG, Softwareentwicklung im Bereich des Cognitive Computing und Bioprogrammierung. Gründer des IFA Institut für Aurachirurgie AG, Fürstentum Liechtenstein. Er hat unter anderem das *Lehrbuch für Aurachirurgie* verfasst und gibt Seminare über Aurachirurgie. Er hat eine Arztpraxis in Grünwald bei München. Außerdem forscht und publiziert er laufend zum Thema.

CHRISTINE WALDHAUSER-KÜNLEN (Jahrgang 1963): Diplom-Politologin und Journalistin. Die Ehefrau von Mathias Künlen beschäftigt sich seit über 30 Jahren mit Ernährung und Naturmedizin.

DANK

»Gut Ding will Weile haben« – gemäß diesem Sprichwort dauerte das Verfassen dieses Buches länger, als Mathias und ich geplant hatten. Höhepunkt sind diese Zeilen. Denn zu danken haben wir den Menschen, die uns inspiriert, begleitet und dabei geholfen haben. Den Anfang macht Gerhard Klügl: Du hast Mathias für die Aurachirurgie begeistert und ihn die Grundlagen gelehrt. Unser zweiter Dank gilt unserer lieben Freundin Christiane: Auch wenn du (immer noch) nicht von dieser Heilmethode überzeugt bist, so warst du diejenige, die sie in unser Leben gebracht hat. Aurachirurgie wurde Mathias dank dir nicht nur zum Beruf, sondern zur Berufung. Wir danken Dr. med. Ryke Geerd Hamer. Obwohl wir dich nie kennengelernt haben, so bewundern wir deinen Forschergeist und Mut. Kein Wunder, dass du bekämpft wurdest – du hast die Medizin revolutioniert. Ein herzlicher Dank geht an Mathias' Patienten und Kursteilnehmer: Jeder Mensch ist ein Wunder – das lehrt ihr! Mathias freut sich und ist zutiefst dankbar, zur Gesundung verhelfen und sein Wissen weitergeben zu dürfen. Danke dir, lieber Bruno: Du bist unser Anker in die Schweiz. Quirin, Christines jüngster Bruder, du begleitest Mathias tatkräftig und umsichtig bei den Seminaren. Und was täten wir ohne unsere liebenswerte wie auch lustige und inspirierende Großfamilie? Nicht nur bei sonntäglichen Cappuccino-Runden, sondern immer auch, wenn wir Rat und Unterstützung brauchen, seid ihr für uns da, liebe (M)Ami (Helga), Peti und Max, Georg und Ingrid, Kilian und Maria, Michael und Christian. Liebe Martina und Thomas, Soraya und Dirk: Bei euch lässt sich vortrefflich zur Ruhe kommen und kreativ werden. Lieber Eckhard Graf, vielen Dank für Ihren Mut und die Initiative, dieses Buch zu verlegen. Danke auch an Brita C. Dahlberg vom Frankfurter Ring e.V., über die der Kontakt zustande kam. Oft haben wir uns gefragt, was denn unsere verstorbenen Eltern, Dr. med. Hilde und Dr. med. Hermann Künlen und Hans Waldhauser, über unsere Arbeit gesagt hätten? Wir spüren, dass wir euren Segen haben! Dass die Aurachirurgie nicht vor dem eigenen Esstisch haltmacht, ist bei unserer Begeisterung logisch. Danke euch Laura, Anian mit Emma, und Fee – wir lieben euch. Ja, sollten auch wir uns, Christine und Mathias, danken? Oft wurden wir gefragt, ob wir übers Schreiben denn nicht ins Streiten kämen? Nun, lange davor haben wir vorsorglich die Sitzung abgebrochen. Geholfen haben uns auch diverse Schreib-Ortswechsel von der Schweiz und Mallorca über Ligurien bis hin nach Serbien, Espressi, Kamillentee und Spaziergänge. Mehr denn je sind wir davon überzeugt, dass Aurachirurgie hilft, sich von Be-**Last**-ungen zu be-**frei**-en! Möge unser Buch viele Menschen erreichen und die Aurachirurgie als Medizin des 21. Jahrhunderts näherbringen.

P. S.: Mir, Christine, hat sie ein zweites – neues – Leben geschenkt. Als Dank für meine Schmerzfreiheit habe ich Mathias beim Schreiben unterstützt, um dieses Wissen weiterzugeben.

Alle Informationen und Anwendungen in diesem Werk wurden nach bestem Wissen und Gewissen geprüft. Für eventuelle Schäden irgendwelcher Art, die sich direkt oder indirekt aus deren Gebrauch ergeben, übernehmen Autor und Verlag keinerlei Haftung. Nehmen Sie im Zweifelsfall und/oder bei ernsthaften Beschwerden immer ärztliche Hilfe in Anspruch!

MIX
Papier | Fördert gute Waldnutzung
FSC® C014496
FSC www.fsc.org

Baslerstr. 31, 4123 Allschwil (Schweiz)
produktsicherheit@allinti.ch
Fulfillment-Dienstleister und Händler in der EU:
Brockhaus Kommissionsgeschäft GmbH,
Kreidlerstr. 9, D-70806 Kornwestheim
Kontakt: allinti@brocom.ch
Vorstehende Angaben sind zugleich Pflichtinformationen nach GPSR

2. Auflage 2024
ISBN 978-3-905836-33-2

Umschlaggestaltung und Illustration: Guter Punkt, München
Umschlagmotive: Himmel: © Boonyachoat/iStock/Getty Images Plus;
Käfig: © francescoch/iStock/Getty Images Plus;
Vogel: © alexkava/iStock/Getty Images Plus
Satz und Layout: BuchHaus Robert Gigler, München
Druck und Bindung: GGP Media GmbH, Pößneck

www.allinti.ch